LOW CARB

Café Da Manhã, Almoço E Jantar Low Carb Diet Recipes

(Incríveis Receitas De Refeição Baixa Descarga De Carboidrato)

Lee Cram

Traduzido por Daniel Heath

Lee Cram

Low Carb: Café Da Manhã, Almoço E Jantar Low Carb Diet Recipes (Incríveis Receitas De Refeição Baixa Descarga De Carboidrato)

ISBN 978-1-989837-67-2

Termos e Condições

responsáveis por quaisquer perdas, diretas ou indiretas, que venham a ocorrer como resultado do uso de informações contidas neste documento, incluindo, mas não limitado a, erros, omissões, ou imprecisões.

Índice

Parte 1

Introdução

Eu quero te agradecer e parabenizá-lo por abaixar este livro.

Por muitos anos, nós ouvimos dizer que os carboidratos são as fontes principais de energia. Nós ouvimos dizer que com um muito baixo consumo nos ajudará a perder peso e resistir a ele. O problema entretanto é que a obesidade parece estar se tornando uma pandemia mundial com uma estimativa de 30 % da população mundial se tornando sobrepeso ou obesa.

Enquanto pode haver muitas explicações para esta pandemia, muitos estudos mostram que a culpa por isso é dos carboidratos. Há uma explicação para isto; excessivo consumo de carboidratos tem sido ligado à uma grande variedade de efeitos negativos como ganho de peso, aumento do risco de diabetes, pressão arterial alta entre outros problemas. Isto significa que se você quer perder peso entre outras coisas, o caminho a seguir é limitar seu consumo de carboidratos. Porém, apesar de saber que você precisa limitar o consumo de carboidratos, você provavelmente não sabe como começar. Por isso tem este guia.

Este livro dará uma visão aprofundada na dieta de baixo carboidrato, como a dieta promove a perda de peso, melhora os marcadores de saúde em algumas condições crônicas e doenças como por exemplo: diabetes, doenças do coração, pressão alta, distúrbios de sono entre outros. Você também saberá como começar.

Obrigada novamente por baixar este livro, espero que você o aproveite!

4

deste documento não é permitido a não ser com permissão escrita da editora. Todos os direitos reservados.

A informação fornecida neste está afirmado para ser verdadeiro e consistente, tanto que qualquer inconveniente. Em termos de negligência ou caso contrário, por qualquer uso ou abuso de qualquer norma, processos, ou direções contidas aqui é de solitária e total responsabilidade do destinatário leitor. Sob nenhuma circunstâncias qualquer responsabilidade legal ou outra responsabilidade será usado contra a editora para qualquer reparação, estragos, ou perda monetária devido a informação neste, também diretamente ou indiretamente.

Os autores respectivos são proprietários dos direitos autorais não segurados pela editora.

A informação nesta é oferecido para unicamente propósitos informacionais , e é universal também. A apresentação da

Antes de você discutir como usar a dieta de baixo teor de carboidratos para perder peso e perceber vários outros benefícios, vamos começar aprendendo o que envolve uma dieta de baixo teor de carboidratos.

Capítulo 1- Dieta de baixo teor de carboidrato: Do que se trata tudo isso
Dieta de baixo teor de carboidrato: O que é?

Neste termos mais simples, uma dieta de baixo teor de carboidrato simplesmente requer cortar seus consumo de carboidrato enquanto aumenta o consumo de comidas que são alta m proteínas e gordura.

Então o que exatamente é considerado uma dieta de baixo teor de carboidratos?

Em geral, quanto menos carboidratos você consumir, melhores resultados conseguirá. Até mesmo a frase " dieta de baixo teor de carboidratos" não tem uma definição legal e isto resulta em muitas interpretações por muitas pessoas. Entretanto, de acordo com o Dr. Jennifer Fitzgibbon, uma nutricionista da área de Oncologia no Centro do Hospital do Câncer de Nova Iorque na Stony Brook, a frase " dieta de baixo teor de carboidrato é essencialmente aplicável para dietas que restringem carboidratos para somente abaixo de 20 % do consumo calórico. Uma dieta de baixo teor de carboidrato pode também sugerir em uma dieta que limita carboidratos para menos que as proporções sugeridas, que são geralmente abaixo de 45% do total da energia derivada dos carboidratos.

O que tem por detrás desta ideia é trocar a fonte que o corpo precisa para energia ao invés de ser de carboidratos , é para ser de gorduras e proteínas, um fenômeno que basicamente traz a perda de peso e uma série de outros benefícios. Como eu já afirmei na introdução, é importante reiterar que carboidratos não são macronutrientes essenciais como nos fizeram acreditar por um longo tempo. Isto significa que você pode desenvolver-se mesmo sem eles desde que seu corpo possa obter a energia requerida de outros dois macronutrientes (gorduras e proteínas).

Com este entendimento de uma dieta de baixo teor de carboidrato, deixe nos observar o que você fica a postos para se beneficiar por adotar uma dieta com baixo teor de carboidrato.

Capítulo 2 – Como seguir uma dieta com baixo teor de carboidratos afeta o seu corpo e sua mente

Mente

Para entender como uma dieta com baixo teor de carboidratos funciona, você deveria primeiramente saber o que acontece se você come uma refeição que é alta em carboidratos; o seu pâncreas secreta o hormônio da insulina, que transforma os carboidratos em glicose. Se as suas refeições tiver alto teor de carboidratos, o excesso de glicose é convertida em glicogênio e armazenada no fígado e tecidos musculares. Desde que o espaço de armazenamento de glicogênio no fígado e músculos é geralmente limitado, o fígado converte a glicose restante em ácidos graxos e triglicéride sem um processo conhecido como lipogênese, no qual não tem nenhum limite para a quantidade de gordura que pode sintetizar. Estas gorduras são então transportadas e depositadas em diferentes órgãos do corpo, logo o aumento de peso.

Quando você consistentemente reduz a quantidade de carboidratos que você consome, o seu nível de insulina diminui e a pouca glicose produzida não é suficiente para fornecer energia suficiente para sustentar o corpo todo. Isto faz com o que o seu corpo recorra ao fígado e músculos para armazenar glicogênio desde que é facilmente dentro do alcance.

O glicogênio é primeiro reconvertido a glicose e a respiração ocorre para fornecer uma dose instantânea de energia para as células do corpo. O glicogênio armazenado no fígado e tecidos musculares são suficientes para fornecer ao corpo glicose para um dia ou um dia e meio antes que ele esteja completamente esgotado.

Quando o glicogênio está esgotado do fígado e músculos, o corpo atinge mais profundamente em armazenamento de gorduras por todo o corpo. É deste ponto em diante que o corpo inicia a queima de gordura para fornecer ao corpo energia e isto manterá se você estiver numa dieta de baixo teor de carboidrato.

Com esta explicação de como dieta de baixo teor de carboidrato funciona, vamos agora ver alguns benefícios que você provavelmente aproveitará:

Perda de peso

Se você estiver lutando para perder peso, então você encontrará limites no consumo de carboidratos um dos mais simples e eficazes meios para mudar aqueles quilinhos difíceis a mais. A maior novidade é que você alcançará isto sem ter que suportar qualquer pontada de fome.

Como expliquei acima, reduzir o seu consumo de carboidrato faz seu corpo queimar gordura para transformar em energia, o que definitivamente levará a uma perda de peso. Além disso, você não estará armazenando qualquer excesso de glicose em forma de gordura desde que o consumo de carboidrato seja baixo.

Melhora a energia, força e vigor (resistência física)

Uma dieta de baixo teor de carboidratos pode aumentar sua energia imensamente porque dá à você contínuo acesso para toda a energia produzidaquando o seu armazenamento de gordura está sendo consumido. Seu armazenamento de gordura tem energia suficiente para manter você de pé durante semanas ou até mesmo meses. Este é o contraste de quando o seu corpo está contando com o uso da glicose e armazenamento de carboidratos (glicogênio) para a energia como esta dura somente por poucas horas.

O corpo geralmente tem a capacidade de armazenar muita da gordura e o conteúdo da gordura corporal claramente faz parecer menor o armazenamento do glicogênio que somente armazenado em pequenas quantidades no fígado e nos músculos. Isto significa que uma vez que o corpo completamente se adapta a queima de gordura do que o uso do glicogênio, você pode fazer por longos períodos eventos de resistência como por exemplo corrida a longa distância sem ter que se reabastecer com comidas a mais para obter mais energia.

Outra razão pela qual você deveria querer utilizar a gordura corpórea do seu corpo mais do que dos carboidratos para combustível nas atividades de resistência é que gorduras são geralmente muita energia densa. Isto significa que elas fornecem a forma de energia mais concentrada do que todos os outros macronutrientes. Gorduras fornecem mais que o dobro da quantidade de energia que proteínas e carboidratos fazem (gorduras contêm 9 calorias em cada grama quando comparada com 4 calorias por grama de carboidratos (açúcares e amidos) ou proteínas e 1,5 – 2,5 calorias por cada grama de fibra). Esta é também a razão pelo qual o seu corpo tende a usar gordura para armazenar energia por um longo período enquanto usa carboidratos para armazenar energia por um curto período.

Menos apetite e desejos

A razão pelo a qual as pessoas abandonam uma dieta é que elas não podem tolerar a severidade de suas pontadas de fomes por muito tempo. Entretanto, uma das principais vantagens de seguir uma dieta com baixo teor de carboidrato é que reduz o seu apetite e ajuda você a superar seus desejos. Isto é porque quando você delimita a quantidade de carboidratos e açúcares em sua dieta e inclui mais gorduras e proteínas saudáveis, você se sente mais saciado.

Além disso, geralmente, altos níveis de insulina na sua corrente sanguínea regula a produção de grelina (hormônio da fome). E mais, " alta densidade de lipoproteínas" são uma " partícula carregadora" para uma eficiente circulação da grelina. Em termos simples, o que isto significa é que quando você consome carboidratos , o nível de insulina no seu sangue eleva para suprir a produção de grelina e converte o carboidrato em açúcar no sangue, no qual é usado como combustível pelo seu corpo. Mas quando o nível de açúcar no sangue cai, o nível de grelina aumenta e esta estimula a fome e o desejo de açúcar.

Por outro lado, o consumo de gorduras e proteínas tem sido mostradas para ativar na saciedade do hormônio conhecido como lépton do qual a função é eniar sinais para o seu cérebro dizendo que você tem comido até encher e logo você deveria parar de comer.

O único caminho de ter o seu nível de insulina sob controle é reduzindo o seu consumo de carboidratos.

Pressão arterial reduzida

Este estudo mostra que uma dieta de baixo teor de carboidratos pode normalizar a alta pressão arterial. Quando deixar de ser não tratada, a alta pressão arterial apresenta sérias ameaças de saúde como por exemplo: ataque cardíaco ou um derrame. Se você reduzir o seu consumo de carboidratos para menos que 100 gramas cada dia, então você pode reduzir pressão arterial para uma margem significante. Mas como exatamente uma dieta de baixo teor de carboidratos diminui sua pressão arterial?

Uma dieta de baixo teor de carboidratos pode diminuir a pressão arterial reduzindo a quantidade de gordura intra-abdominal que é depositada na cavidade abdominal. Esta gordura induz a produção de um número de químicas e hormônios que leva ao aumento da pressão arterial e alguns destes são: hormônio lépton no qual é produzido pelos tecidos adiposo para regular a fome. Entretanto, também estimula o sns(Sistema nervoso simpático) o que contribui para a vasoconstrição (constrição dos vasos sanguíneos como o que eles se tornaram mais estreitos e mais duros) e basicamente pressão alta.

EOR (Espeécies de oxigênio reativo) no qual também estimula o sistema nervoso simpático e o SARA (Sistea de ativação reticular ascendente) e contribui para o vasoconstrição. O aumento da produção de Cortizol, no qual pode causar aumentoda retenção de sódio nos rins, da qual levará a vasoconstrição e finalmente a pressão alta. Baixaprodução de adiponectina, o que leva a vasoconstrição. E mais, uma dieta de baixo teor de carboidrato melhora a resistência da insulina à insulina e reduz as chances do sistema nervoso simpático (SNS) ser ativado. Isto relaxa e dilata os vasos sanguíneos e reverte a anormal retenção de sódio dos rins.

Revés da Diabete tipo 2

Diabete tipo 2 é uma condição na qual o corpo demora para responder adequadamente como deveria à insulina. Como resultado, o corpo tem que achar um meio de produzir mais insulina para baixar os níveis de açúcar e pressão alta. Cientistas tem presumido que para o seu corpo controlar os níveis de açúcar no sangue eficazmente, você deveria adotar a dieta de baixo teor de carboidrato.

Estudos mostram que uma dieta de baixo teor de carboidrato e eficaz e previne resistência a insulina. Outros estudos conduzidos pelos cientistas da Universidade de Naples mostrou grandes resultados da dieta de baixo teor de carboidratos do Mediterrâneo para os pacientes de Diabete do tipo 2 no período de 8 anos. Somente 12c meses de estudo , 15% dos pacientes tem já alcançado alívio.

Então, quais princípios você deveria seguir para ser considerado como um seguidor de dieta de baixo teor de carboidrato e estar certo de resultados positivos? Isto é o que discutiremos no próximo capítulo.

Capítulo 3 – Princípios básicos de uma dieta de baixo teor de carboidratos

O principal objetivo de uma dieta de baixo teor de carboidratos é limitar o seu consumo de carboidratos enquanto aumenta o seu consumo de gorduras e proteínas. A novidade boa é que você limita o consumo de carboidratos e decide também se aumenta o seu consumo de proteínas ou consumo de gorduras ou até mesmo ambos.

Vamos olhar os diferentes tipos de dieta de baixo teor de carboidratos para que você possa escolher uma que melhor cabe às suas **necessidades**.

A dieta cetogênica

Este é inacreditavelmente uma dieta de baixo teor de carboidratos e alta gordura. Engloba a porcentagem de 5% de carboidratos ou menos. Esta quantidade entre 20 e 50 gramas de rede de carboidratos ao dia. O índice de proteína e gorduras deveria ser de 20 % e 75% respectivamente.

O objetivo da dieta cetogênica é manter o consumo de carboidratosno ponto mais baixo possível para permitir que o corpo mude um estado metabólico conhecido como cetose. Cetose é um processo no qual o fígado quebra a gordura através da oxidação para formar cetonas (moléculas de energia) como por exemplo acetoacetato e beta- hidroxitirato. As cetonas produzidas são uma fonte alternativa de energia quando a glicose está ausente.

Quando você está numa dieta cetogênica , seu corpo muda quase completamente para manejar nas cetonas produzidas da gordura. Desde que os órgãos do corpo e em particular, o cérebro precisa de muita energia para funcionar; a dieta deveria incluir muitas gorduras.

Dieta de Atkins

Como qualquer outra dieta de baixo teor de carboidratos, esta dieta foi desenvolvida para promover perda de peso e melhorar os marcadores de saúde entre os pacientes sobrepesos. Foi nomeada depois qie o Doutor Robert C Atkins quem publicou um livro sobre esta dieta em 1972 e embarcou para receber mundiaklmente seus aplausos.

Especialistas de Saúde e Nutricionistas que defende esta dieta acredita que você pode livrar-se da gordura do corpo consumindo o quanto mais gorduras e proteínas você precisa , dado que você elimine comidas que tem alto teor de carboidratos.

A dieta de Atkins tem sido dividida em 4 fases distintas. A primeira (indução) fase que deverua durae por 2semanas requer que você consuma menos que 20 gramas de carboidratos por dia, o que corresponde á 10 % do consumo da caloria diária enquanto comer comidascom alto teor de proteínas e e alto teor de gordura e isto é considerado a receita para iniciar a perda de peso. Proteínas deveriam começar 20%- 30% de consumo de caloria diariamente enquanto gorduras deveriam começar por 60%-70%. Na fase de equiíbrio, no qual é a segunda fase, você pode incluir aguns vegetais de baixo teor de carboidratos, mais nozes e frutas. Continuando com a fase de equilíbrio então muda engrenagem para a fase de ajustamento quando você chega mais perto do seu objetivo de peso. Na última (manutenção) fase, você poderá comer o tanto de carboidratos saudáveis você sentir vontade mas tome cuidado para não exagerar nisto para se precaver de ganhar novamente o peso perdido.

Dieta do sul da praia

Doutor Arthur Agatston, cardiologista localizado na Flórida, desenvolveu esta dieta nos anos 90. Ele observou como a dieta de ATKINS produziu impressionantes resultados na perda de peso nas pessoas obesas. Entretanto, ele era contra a ideia de comer muita gordura saturada na dieta de ATKINS especialmente para pessoas com complicações no coração. Ele era tamb´m contra a ideia de limitar comida como por exemplo grãos integrais e frutas, das quais tem um alto teor de fibras e tem " bons carboidratos".

Isto fez lembra-lo da pequena e sutil mudança a dieta de ATKINS produz na dieta da praia do sul, na qual é baixa nos índices glicêmicos de carboidratos, mas mais alta em proteínas magras e gorduras insaturadas saudáveis. O macronutriente em proporção lembra o mesmo da dieta de ATKINS. Ele acreditava que a dieta não somente ajudaria pacientes diabéticos e obesos a perder peso, como tambémreduziria sues riscos de desenvolver doenças coronárias,

A dieta da praia do sul é dividida em três fases. Fase um é geralmente considerada ser muito exigente , dura duas semanas e é feita para eliminar com os desejos , normalizar os níveis de açúcares no sangue e iniciar a perda de peso. Você deveria comer três refeições por dia que são compostas de gorduras insaturadas, proteínas e frutas e legumes não ricos em amido. Você deveria permanecer nesta fase por duas o quanto mais possível até que você atinja o seu peso desejado. Durante esta fase, consumir todos os tipos de comidas da fase 1 mas restringir as porções de frutas e bons carboidratos como os grãos. Uma vez que você alcançar seu peso ideal, mude para a fase três e observe as orientações na fase 1 e 2 mas você pode permitir guloseimas ocasionalmente mas não exagere para evitar o ganho do peso perdido.

No próximo capítulo, veremos os tipos de comidas que você pode comer e aqulas nas quais evitar independentemente do tipo de dieta de baixo teor de carboidrato que você decida adotar.

Capítulo 4- O que comer e o que evitar

Evitar as seguintes comidas e bebidas

Todos os açúcares e doces- guloseimas e doces adoçantes, massas, pãezinhos e bolos, chocolate, sorvete, sucos, refrigerantes, bebidas para desportistas, cereias e café da manhã.

Todas as comidas processadas- Coma comida de verdade do que pacotes de comida zero-açúcar e comidas de baixo teor de carboidratos industrializados que contém muito de conservantes, recheios e outros ingredientes danosos.

Cerveja- geralmente feita de cevada e é alta em carboidratos.

Frutas- contém muito açúcar; embora você dea comer ocasionalmente.

Comidas amiláceas- pães e massas (comidas feitas de trigo, centeio, cevada , trigo-vermelho,etc) arroz, musli, mingau, batatas, batatas fritas, leguminosas como lentilhas e todos os feijões, consumo moderado de raiz de legumes como cenouras.

Preste atenção: muitas companhias são ousadamente enganosas para seus consumidores fazendo – os acreditar que seus produtos são de baixo teor de carboidratos ainda que eles estejam produzindo comidas industrializadas com grandes quantidades de **açúcar,** açúcar de ácool, sal , farinha, e aditivos tóxicos. Depende de você evitar todas estas comidas industrializadas a qualquer custo.

Comidas para comer

Carnes e aves- carne boina, suína, de cordeiro, galinha, vitela, peru, de caça, quanto mais gordurosa melhor.

Peixes e outras comidas marítimas-molusco,salmão, bacalhau,peixe caala, truta atum, camarão, sardinha, eglefim, manjuba, etc

Ovos orgânicos

Gorduras e óleos- manteiga ou ghee, azeite de dendê, coco, cânhamo, azeitona, linhaça, nozes e banha.

Legumes- especialmente aqueles que crescem sobre a terra, por exemplo: brócolis, cogumelos, couve-flor, espinafre, couve, repolho, pepino, abobrinha, pimenta, acelga

Produção de laticínios- opte por produtos cheios de gorduras, por exemplo: queijo, iogurte, manteiga real, iogurte grego. Limite o leite regularmente, leite desnatado ou de baixo teor de gordura e evite produtos com sabores doces.

Bebidas- água, chás verde, preto, branco, e oolong(Chinês) adoçados, chás de ervas, café, vitaminas verdes (detox), sucos de legumes frescos e batido.

Vamos colocar todos os ingredientes acima dentro da perspectiva da discussão de um plano de refeição que com certeza fará você ser bem sucedido na sua questão de mudar para um estilo de vida de dieta de baixo teor de carboidratos.

Capítulo 5- Modelo de plano alimentar de uma semana

Segunda - feira

Café-da - manhã- Ovos mexidos com uma porção de legumes fritos ou em óleode coco ou na manteiga

Almoço- Salada de camarão temperada com azeite

Jantar- Salmão assado com manteiga e limão

Terça-feira

Café da manhã-Bacon com ovos

Almoço- Sobra da noite anterior

Jantar- Cheeseburguer (sem pão) com salsa e legumes

Quarta - feira

Café da manhã- Bacon, espinafre e Frittata de queijo

Almoço- Sobra da noite anterior

Jantar- Frango grelhado com legumes

Quinta-feira

Café da manhã- Omelete com legumes fritos ou no óleo de coco ou namanteiga

Almoço- Torta de carne com legumes

Jantar- Chuleta com brócolis cozido à vapor

Sexta-feira

Café da manhã- Vitamina verde

Almoço- Frango ao alho com legumes fritos na manteiga

Jantar- Chuleta ao molho de queijo azul

Sábado

Café da manhã- Panquecas de amêndoas com mirtilo

Almoço- Peito de frango com manteiga de ervas

Jantar- Rolo de carne enrolado no bacon

Domingo

Café da manhã- Omelete de cogumelo

Almoço- Tortinhas de hamburguer com molho de tomate cremoso

Jantar- Salmão assado com especiarias com molho de pepino

Capítulo 6- Receitas para o café da manhã

Feijão preto, cogumelo e abacate mexidos para o café da manhã

Porção para 2 pessoas

Ingredientes

2 colheres de chá de óleo

2 copos de cogumelo branco de Paris, fatiado

4 ovos grandes, batidos

Pimenta moída fresca para dar sabor

Sal para dar sabor

1 abacate pequeno, descascado, sem caroço, e em cubos

½ copo de cebola, em cubos

2 dentes de alho, finamente moído

½ copo de de feijão preto enlatado ou cozido, lavado

2 colheres de sopa de coentro fresco, cortadinho (opcional)

Preparo

1. Coloque uma frigideira no médio. Adicione óleo. Quando o óleo esquentar, adicione cebolas e cogumelos e refogue até ficar macios.
2. Adicione o alho e refogue até ficar cheiroso. Adicione feijão, sal e pimenta. Despeje os ovos sobre toda a mistura. Continue mexendo até os ovos se firmarem.
3. Divida esta mistura em dois pratos. Coloque o abacate fatiado no topo. Decore com coentro e sirva.

Bolinho estilo muffin de mirtilo com Salada de pequenos frutos

Porção para 4 pessoas

Ingredientes

<u>Para bolinho estilo muffin de mirtilo</u>

½ copo de farinha de trigo

½ colher de chá de stévia

½ copo de 1% de leite de coco

½ colher de sopa de stévia

Uma pitada de sal

1 ovo

¼ de copo de mirtilo

Azeite em spray

<u>Para a salada de pequenos frutos</u>

½ copo de framboesa

½ copo de morangos, descascados, cortados em fatias grossas

½ copo de mirtilo

1 colher de chá de açúcar

Modo de preparo

1. Para fazer bolinhos estilo muffin de mirtilo: unte 4 copos de muffin com azeite em spray e deixe de lado
2. Adicione farinha, sal e açúcar numa tigela. Faça uma cavidade na mistura e despege os ovos nela. Adicione o leite e bata usando um batedor de arame até ficar macio.
3. Despeje a massa nos copos de muffin já preparados. Preencha até ⅔ do copo. Espalhe alguns mirtilos em cada.
4. Asse em um forno pré-aquecido na temperatura de 218,5 graus Celsius por 25-30 minutos ou até ficar na cor marrom dourado no topo.

5. Enquanto isso, faça a salada de frutos pequenos como segue: misture a maioria das framboesas e passe por um escorredor de arame. Descarte as sementes. Adicione o purê na tigela.
6. Adicione o restante dos ingredientes numa tigela e misture bem.
7. Quando os bolinhos estilo muffin estiverem prontos, deixe os esfriar por 5 minutos. Passe a faca de um lado para o outro nas bordas dos bolinhos e as remova cuidadosamente.
8. Polvilhe açúcar de confeiteiro sobre ele.
9. Sirva morno com salada.

Frittata Florentina

Porção para duas pessoas

Ingredientes

2 colheres de sopa de cebola vermelha

2 colheres de chá de azeite extra virgem

½ copo de espinafre ou rúcula,cortadinhas

¼ de copo milho doce enlatado

2-3 colheres de sopa de queijo parmesão, ralado (opcional)

1 dente de alho,moído

1 tomate chucha, cortado

½ pimentão vermelho, cortado

4 ovos, batidos

Sal à gosto

Pimenta à gosto

Modo de preparo

1. Coloque numa frigideira no fogo médio. Adicione óleo. Quando o óleo estiver aquecido , adicione cebola e alho e refogue até ficar translúcidas.
2. Adicione tomates, espinafre, milho e pimentão. Cozinhe por 2 `a 3 minutos.
3. Bata numa tigela os ovos, sal e pimenta e despeje sobre os legumes na frigideira. Cozinhe até os lados começarem a endurecer. Então, tire do fogo.
4. Polvilhe queijo sobre a receita
5. Coloque a frigideira no forno pré-aquecido
6. Asse a 180 graus Celsius por 25-30 minutos ou até o queijo derreter e os ovos endurecerem no meio.

Musli de frutas frescas

Porção para três pessoas

¼ de copo de triguilho

1 colher de sopa de semente de girassol

1 maçã verde, sem caroço, ralada

½ maracujá

¼ de semente de romã, ou mirtilo para decorar

6 colheres de sopa de aveia em flocos

¼ de copo de amêndoas lascadas

1 pêssego ou nectarina, descaroçado, cortado+ extra para decorar

½ colher de chá extrato de amêndoas puro

Modo de preparo

1. Deixe de molho o triguilho em um tigela com água. Cubra e deixe de lado

por 30 minutos. Drene e coloque numa tigela grande.

2. Passe a polpa do maracujá no escorredor de arame. Pressione bem a polpa com a parte de trás da colher. Adicione o suco na tigela com o triguilho.

3. Adicione o restante dos ingredientes e embale gentilmente.

4. Cubra e resfrie até usar.

5. Decore com mirtilo e pêssegos e sirva

Bolinho frito de batata de couveflor temperado com cebola e cebolinha

Porção para 4 pessoas

Ingredientes

4 copos de couve-flor , ralada para ficar na textura de arroz

Sal à gosto

1 cebola pequena, cortada finamente

1 colher de sopa de pimentão vermelho, cortado finamente

1 colher de sopa de pimentão verde, cortado finamente

Pimenta-do-reino moída recentemente à gosto

4 colheres de chá de azeite de oliva

2 pequenos blocos de cebola e cebolinha com queijo Costwold, ralado

2 ovos grandes

Modo de fazer

1. Adicione couve-flor, sal, pimenta, ovos, pimentão verde e pimentão vermelho numa tigela e misture bem.
2. Coloque numa panela antiaderente no fogo médio ou alto para aquecer. Adicione azeite de oliva e gire a panela. Quando o óleo estiver aquecido , pegue com a colher ¼ da mistura da panela e amasse esta mesma com a parte de trás da panela ou uma espátula.
3. Cozinhe até a parte de baixo estiver marrom dourado. Vire o lado e cozinhe o outro lado.
4. polvilhe queijo sobre esta mistura quando virá-las de lados.
5. repita com a mistura restante para fazer mais três.
6. Sirva quente.

Vitamina que estimula o cérebro

Porção para 2 pessoas

Ingredientes

2 punhados de nozes de cânhamo

2 colheres de chá de Rhodiola Rósea

½ copo de mirtilo

1 copo de suco de maçã

Cubos de gelo se pedido

Modo de fazer

1. Adicione todos os ingredientes num liquidificador até ficar cremoso
2. Despeje tudo num copo alto e grande e sirva.

Capítulo 7: Receitas de almoço e jantar

Vitamina de chocolate com cereja

Porção para 2-3 pessoas

Ingredientes

2 copos de espinafre

2 copos de cerejas congeladas

1 colher de chá de canela ralada

2 copos de leite de amêndoas, sem adoçar

3 colheres pó de cacau

Modo de fazer

1. Adicione todos os ingredientes em um liquidificador e misturar até ficar cremoso.
2. Despeje tudo em copos grandes e altos.

Vitamina antioxidante para acordar

Porção para 2 pessoas

Ingredientes

½ copo de mirtilo

1 ½ copo de leite de amêndoa e baunilha

1 copo de cerejas congeladas

1 ½ de colher de pó de chá verde

Stevia (opcional)

Modo de fazer

1kg de repolho branco, finamente fatiado

2 ½ de colher de sopa uva passas

1 colher de sopa de maionese de baixo teor de gordura

Pimenta à gosto

3 colher de sopa de amendoim, assado

1 rabanete pequeno, em fatias finas

1 cenoura média, ralada

2 cebolinhas, cortadas finamente (ambas brancas e verdes)

5 colheres de sopa de iogurte de alto teor de gordura

2 colheres de sopa de salsa fresca, cortada para decorar

Modo de fazer

1. Misture a maionese, iogurte e pimenta juntos numa tigela.
2. Adicione o resto dos ingredientes numa tigela e misture até os legumes estarem bem cobertos.
3. Decore com salsinha e sirva imediatamente.

Sopa de creme de espinafre

Porção para 3 pessoas

Ingredientes

1 cebola vermelha média, cortadinha em pedaços

½ colher de sopa d molho de tamarindo

2 ½ copos de água

2 colheres de sopa de pó de canja de galinha

2 copos de espinafre fresco

1 colher de sopa de óleo de coco

½ copo (38% de gordura) de chantilly

Modo de fazer

1. Coloque em uma frigideira em fogo médio. Adicione óleo. Quando o óleo estiver derretido, adicione cebolas e refogue até ficar translúcidas.

2. Adicione espinafre e o tamarindo e refogue o espinafre murchar. Adicione água e traga para ferer.
3. Adicione o pó da sopa e mexa constantemente até ficar bem misturada. Deixe ferver em fogo baixo por 5 minutos.
4. Tire do fogo. Misture com uma imersão no liquidificador até ficar cremoso.
5. Coloque numa frigideira de volta para o fogo baixo. . Adicione o creme e mexa. Quando estiver quente (não deixe ferver), tire do fogo.
6. Sirva com concha em tigelas de sopa e sirva.

Filé de salmão escaldado com raiz-forte e molho de cebolinha

Porção para duas pessoas

ingredientes

1 copo de leite de coco 2 %

1 colher de sopa de suco de limão

1 haste de aipo com folhas, cortadas

2 grãos de pimenta preta

2 colheres de chá de raiz forte ralada e engarrafada

¼ de copo de maionese com alto teor de gordura

Pimenta-do reino fresca à gosto

¾ de copos de água

2 colheres de sopa de cebola, fatiadas finamente

1 cenoura pequena, cortada

2 filés de salmão(113 gr cada)

¼ de copo de iogurte com alto teor de gordura

1 colher de sopa de cebolinhas frescas, cortadas

Modo de fazer

1. Coloque numa panela antiaderente sobre o fogo médio. Adicione leite, água, cebola, aipo, cenouras e grãos de pimenta e leve para ferver.
2. Diminua o fogo e ferva em fogo baixo entre 7-8 minutos. Adicione salmão e suco de limão e misture. Cubra com uma tampa.
3. Cozinhe até que o peixe desmanche facilmente quando furado com um garfo . tire do fogo.
4. Tire o salmão com uma escumadeira e coloque num prato cheio de papel toalha. Jogue fora o líquido da panela.
5. Enquanto isso misture o iogurte, raiz forte, cebolinha, maionese e pimenta numa tigela. deixe de lado.

6. Coloque o salmão em dois pratos para servir. divida a mistura da raiz-forte e coloque sobre o salmão.
7. Sirva imediatamente.

Coxa de frango libanesa

Porção para 4 pessoas

Ingredientes

4 colheres de sopa de manteiga ghee

4 tomates italianos, cortado pela metade

8 coxas de frango

10-12 mini- cenourinhas

30 dentes de alho

Suco de dois limões

Alho e azeite de oliva se pedido

Pimenta à gosto

Sal à gosto

2 cebolas Vidalia, cortado em quatro

2 colheres de chá de orégano secos

Modo de fazer

1. Unte uma panela grande de ferro fundido com 3-4 colheres de chá de azeite de oliva
2. coloque as coxas de frango dentro dela. Não as sobreponha.deixe um pouco de espaço entre duas coxas de frango.
3. Coloque cebolas, cenouras, alho e tomates entre as coxas de frango. Coloque um pouco de dente de alho em cima da coxas de frango.
4. despeje suco de limão em cima das coxas. coloque um pouco mais de azeite de alho sobre as coxas. despeje a manteiga ghee derretida sobre isto.
5. Polvilhe sal, pimenta e orégano.
6. Asse no forno pré-aquecido à 260 graus Celsius por em média 30 minutos.
7. Diminua a temperatura e asse à 180 graus Celsius por 20 minutos ou até a temperatura interna da galinha for de 75 graus Celsius
8. Grelhe por alguns minutos e cozinhe até ficar crocante
9. Sirva quente.

Prato de arroz consistente

Porção para 4 pessoas

Ingredientes

2 copos de legumes, frescos ou congelados, cortados em pedaços do tamanho de uma mordida

2 copos de couve-flor, ralada como a textura de um arroz

2 colheres de sopa de endro seco

1 copo de caldo de canja ou água

397 gramas de grãos-de-bico ou de feijão vermelho ou fava

Pimenta à gosto

Modo de fazer

1. Adicione os legumes e o caldo de canja numa caçarola e coloque no fogo médio ou alto. Cozinhe até ficar macio.
2. Adicione o restante dos ingredientes e aqueça cuidadosamente.

3. Sirva quente.

Peixe cavala com tomate assado

Porção para duas pessoas

Ingredientes

250 gr de filé de peixe - cavala

2 colheres de sopa de folhas de manjericão frescos, cortados

¼ de colher de chá de sal

2 colheres de sopa d maionese de baixo teor de gordura

1 tomate grande, fatiado

Pimenta à gosto

Modo de fazer

1. Coloque o peixe numa assadeira em fileiras. espalhe 1 colher de sopa de maionese em cada peixe.
2. Coloque os tomates fatiados e o manjericão no topo. Tempere com saç e pimenta.

3. Asse na forno pre-aquecido em 205 graus celsius ppr aproximadamente 5-10 minutos ou até o peixe cavala se tornar opaco.

Couve-flor com queijo e queijo maturado

Porção para 4 pessoas

Ingredientes

2 copos de couve-flor, ralada na textura de arroz

1 copo de queijo muzzarela, em pedaços + extra no topo

2 colheres de chá de alho, moído

½ colheres de chá de pimenta vermelha em flocos ou à gosto

Pimenta à gosto

1 ½ de colher de chá de orégano seco

Sal à gosto

2 ovos, batidos

Modo de fazer

1. Enfilere em uma assadeira com papel pergaminho. Deixe de lado.
2. Adicione arroz de couve-flor no microondas numa tigela segura e a cubra. Microondas na alta temperatura em 8- 10 minutos.
3. Transfira para uma tigela. Adicione flocos de alho e flocos de pimenta vermelha e misture bem. Adicione sal e orégano. Misture bem.
4. Adicione ovos e queijo muzzarela. Misture bem
5. Transfira a mistura para uma assadeira preparada. Pressione bem.
6. Asse numa assadeira pré-aquecida no forno à 180 graus Celsius. por 30 minutos.
7. Tire do forno. Polvilhe com mai queijo muzzarela.
8. Remova mais outros 8-10 minutos ou até o queijo derreter.
9. Remova do forno e fatie.
10. Sirva quente.

Torta alemã de curry com pepino à base de molho de iogurte

Porção para 2 pessoas

Ingredientes

½ kg de carne bovina moída magra

1 cm de gengibre fresco, cortado finamente

½ colher de chá de cúrcuma em pó

½ colher de chá semente de coentro, esmagado

255 gramas de tomate em cubos enlatados com o seu suco

Pimenta á gosto

Sal à gosto

1 cebola média, cortada finamente

1 copo de espinafre

2 dentes de alho, cortados

2,5 cm de pauzinho de canela

½ colher de chá de sementes de cominho, esmagados

¼ de colher de chá de pimenta chili seca esmagadas

¾ copo de cubo de carne com baixo teor de sódio

Folhas de hortelã frescas para decorar

Para o pepino ao molho de iogurte:

½ copo de iogurte com alto teor de gordura,puro

2 colheres de chá de hortelã fresco, cortados

2 colheres de sopa de pepino, cortados finamente

Pimenta à gosto

Modo de fazer:

1. Coloque numa frigideira no fogo de temperatura média . Adicione a carne bovina e refogue até ficar marrom. Quebre isto simultaneamente enquanto cozinha.
2. Adicione o alho, gengibre, chili, cominho,coentro, pauzinho de canela, pimenta vermelha esmagada e pimenta e refogue por alguns minutos. Mexa constantemente.
3. Adicione tomates e o caldo e até ferver.
4. Cubra com uma tampa e cozinhe ao fogo brando até as batatas e carnes estiverem cozidas.
5. Adicione espinafre e aqueça até murchar. Prove e ajuste os temperos se necessário. Tire do fogo.
6. Enquanto isso, faça o pepino ao molho de iogurte como segue:adicione todos os ingredientes do pepino ao iogurte numa tigela. Misture bem e refrigere até usar
7. Para servir: Sirva o curry com a concha em tigelas. decore com folhas de

hortelã e sirva o pepino ao molho de
iogurte.

Peixe com lentilhas verdes apimentadas

Porção para duas pessoas

Ingredientes

1 colher de sopa de azeite de oliva extra-virgem

1 talo de aipo, cortado

1 pimenta vermelha, grande e leve, sem semente, cortada finamente

1 ½ copo de sal com baixo teor de sódio com talos de legumes

1 pequena folha de louro

Uma pitada de pimenta de caiena

2 filés de peixe branco(142 gramas cada), sem pele

Pimenta à gosto

1 cebola pequena, cortada

1 alho francês, cortado

170 gramas de lentilhas verdes escuras, enxaguada, escorrido

1 raminho de tomilho fresco

Suco de ½ limão

Fatias de limão para servir

Modo de fazer

1. Coloque em uma frigideira no fogo médio. adicione ½ colher de sopa de óleo. Quando o óleo estiver aquecido, adicione cebola, aipo, chili, e alho francês e refogue por alguns minutos.
2. Adicione o caldo, lentilhas, tomilho e folha de louro e deixe ferver.
3. Reduza o fogo e cubra com uma tampa. Cozinhe em fogo brando até ficar macio. Se tiver liquido restante na frigideira, então drene o excesso do liquido.
4. Coloque o peixe em uma panela para grelhar com a pele para cima.
5. Misture numa tigela, ½ colher de sopa de óleo, e pimenta caiena e suco de

limão e passe esta mistura sobre o peixe.

6. Polvilhe sal e pimenta sobre isso.

7. Grelhe em um forno pré-aquecido até que as palhetas de peixe quando penetradas com um garfo.

8. Para servir: Divida as lentilhas em 2 pratos para servir. coloque o peixe no topo e sirva decorado com fatias de limão.

detail&asin=B071PD7ZN5#

Capítulo 8: Receitas de sobremesa

Pudim de chocolate com framboesa

Porção para 4 pessoas

Ingredientes

225 gramas de pudim de chocolate(85%)

2 copos de framboesa

4 colheres de sopa de chantilly

Modo de fazer

1. Coloque em 4 tigelas o pudim de chocolate. Coloque no topo as framboesas e o chantilly.
2. Resfrie e sirva.

Conclusão

Nós temos que chegar no final do livro. Obrigado por lê-lo e parabéns por ter lido até o final.

Eu espero que este livro foi capaz de ajudá-lo a aprender sobre dieta de baixo teor de carboidrato e como você pode adotar esta dieta.

Parte 2

Aviso de Responsabilidade

interpretações opostas ao conteúdo que consta aqui.

Este livro é para fins de entretenimento. Os pontos de vista expressos são apenas da autora e não podem ser tomados como autorizações ou instruções de especialistas. O leitor deste livro é responsável por suas próprias ações no que concerne ao que ler aqui.

A adesão a todas as leis e regulamentações aplicáveis, incluindo licenças profissionais das instâncias governamentais local, estadual, federal e internacional, de práticas comerciais, de publicidade e todos os outros aspectos de comercialização nos EUA, Canadá ou qualquer outra jurisdição é de inteira responsabilidade do comprador ou leitor.

Nem a autora nem o editor assumem qualquer responsabilidade ou obrigação em favor do comprador ou leitor destes materiais. Qualquer pequeno recebimento de qualquer indivíduo ou organização é puramente não intencional.

Introdução

Quero agradecer e parabenizar a você por baixar este livro.

Uma grande parte de todas as dietas individuais incluem "carboidratos". Os carboidratos são encontrados em quase todas as coisas vivas e tem um papel vital no desempenho e desenvolvimento humano.

Você não precisa mesmo ir para a academia todos os dias, você apenas precisa comer as comidas certas e esquecer os carboidratos. Este livro contém 33 deliciosas receitas *Low-Carb* para você tentar e que vãotornar simples você limitar os carboidratos, ajudando-o a queimar sua gordura corporal indesejável, ao mesmo tempo em que, o deixam satisfeito.

Obrigada novamente por baixar esse livro, eu espero que você goste dele!

Capítulo 1: Por que uma dieta *Low-Carb*?

Uma boa dieta pode ajudar você a conseguir o seu melhor rendimento físico. Carboidratos e gorduras – estas são as duas principais fontes das quais seu corpo retira energia. Carboidratos, de uma forma ou de outra, tornaram-se nossos maiores inimigos. Na verdade, o tipo certo de carboidratos pode ajudar você a ficar magro e em forma ao longo de sua vida.

Uma dieta *Low-Carb* é realmente viável e deliciosa e a parte boa é que você pode preparar as receitas muito facilmente.

Alimentação certamente tem uma influência imensa na condição de nossa saúde. O princípio da dieta *Low-Carb* é simples:porque ela muda o metabolismo. A perda de peso mais efetiva a curto ou longo prazo vem de alimentos que têm muita proteína e de limitar os alimentos que são muito ricos em carboidratos.

A maioria das pessoas é capaz de perder seu peso indesejável com a ajuda de uma dieta pobre em carboidratos.

Estamos familiarizados com o fato de que o corpo primeiro digere a frutose e, então, os demais carboidratos para obter energia. Os carboidratos não apenas engordam, mas também colocam você em risco de adquirir muitas doenças crônicas tais como obesidade, câncer, diabetes tipo 2 e outras mais. Você pode reduzir significativamente sua ingestão de carboidratos apenas cortando os alimentos processados da sua dieta. Tente manter-se longe de alimentos que contêm uma alta porcentagem de açúcar adicionado, como refrigerantes e doces.

A dieta *Low-Carb* significa que você sempre obterá energia de gorduras naturais tais como azeite ou manteiga. Seu corpo pode queimar gordura, carboidratos ou proteína para manter seu nível de energia.

Uma dieta *Low-Carb* tem um efeito diurético muito forte no corpo, o que significa que você perderia uma imensa quantidade de eletrólitos, junto com a água que contém minerais necessários, potássio, cálcio e magnésio. Você normalmente tem câimbras nas pernas quando isso acontece. Você pode adicionar uma pequena quantidade de sal a sua comida (apenas para dar sabor) e pode ter um aumento dos minerais que incluem potássio, cálcio e magnésio. Você pode precisar de certa suplementação de fibras em forma de cascas de *Psyllium*, farinha de linhaça ou farelo de trigo.

Enquanto estiver seguindo a dieta *Low-Carb* assegure-se sempre de que você está tomando 8 copos de água por dia para evitar prisão de ventre. A falta de água poderia causar uma severa prisão de ventre.

Alimentos ricos em proteínas tais como aves, carnes, ovos, peixe, proteínas isoladas em pó (albumina, soja e *whey*) e gorduras como óleo vegetal, banha e manteiga são livres de carboidratos. A maioria das nozes, queijos, tofu e sementes contém uma pequena quantidade de carboidrato, mas são normalmente baixas o suficiente para adequar-se bem a dieta.

Lista de alimentos que são permitidos nesta dieta:

Todos os tipos de peixes e frutos do mar incluindo peixes como cavalinha, salmão, arenque ou sardinha são ótimos.

Todas as preparações com ovos orgânicos incluindo frito, cozido e omelete.

Sinta-se livre para comer qualquer tipo de carne como bovina, suína, carne de caça, frango, etc. Se possível, prefira as versões orgânicas.

Todos os tipos de vegetais que normalmente crescem acima do solo tais como aspargo, abacate, brócolis, abóbora, repolho, couve, couve-flor, couve-de-bruxelas, berinjela, alface, cogumelos, azeitonas, espinafre, pimentões, cebolas, tomate, abobrinha, etc.

Sempre escolha opções integrais/gordas quando tratar-se de produtos lácteos tais como iogurte grego, manteiga, *sour cream*, creme de leite e queijos que são ricos em gorduras. Não procure o leite semidesnatado ou o desnatado pois eles normalmente contêm alto teor de açúcar.

Evite produtos *lights*, adoçados e saborizados.

Molhos não industrializados que contêm ingredientes ricos em gorduras como creme de leite e manteiga. Eles fariam você sentir-se mais satisfeito e tornariam sua comida mais saborosa. Você precisa ficar de olho nos ingredientes ou pode prepará-los você mesmo. Sinta-se livre para considerar molhos como o Holandês ou o *Bernaise*. Azeite e óleo de coco são boas opções também. Nozes e frutas silvestres são sempre ótimas se consumidas com moderação. Essas frutas são simplesmente ótimas com *chantilly*.

Benefícios da dieta *Low-Carb*:

A dieta *Low-Carb* inclui vegetais e frutas que acredita-se diminuem das chances de doenças cardíacas.

A dieta *Low-Carb* ajuda seu corpo a prevenir o câncer, uma vez que, a maioria das frutas e vegetais têm vitaminas, antioxidantes e fitonutrientes que são surpreendentemente saudáveis.

A dieta *Low-Carb* certamente ajuda na perda de peso, porque este passa a ter quantidades muito baixas de gordura acumulada.

A dieta *Low-Carb* elimina alimentos como açúcar refinado, grãos e inclui os alimentos que têm baixo índice glicêmico auxiliando no controle do diabetes.

Nos próximos capítulos deste e-book, você pode encontrar mais de 30 receitas que você deveria tentar preparar e ver o milagre acontecer.

Capítulo 2: Café da manhã delicioso

Bolas De Café Da Manhã

Tempo de Preparo Total: 50 minutos

Rendimento: 12 porções

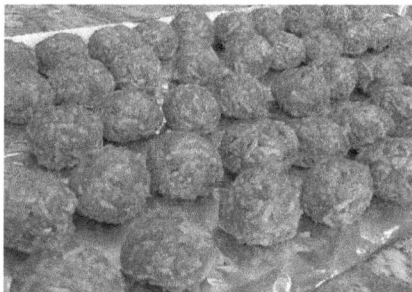

Informação nutricional (Quantidade Estimada por Porção)

403 Calorias

259 Calorias de Gorduras

28,8 g de Gordura Total

12,4 g de Gorduras Saturadas

1,1 g de Carboidrato Total

163,1 mg de Colesterol

215,6 mg de Sódio

0,5 g de Açúcares

0,1 g de Fibra

32,8 g de Proteína

Ingredientes:

3 ovos médios

450-500 g de carne moída

2 colheres (sopa) de cebola desidratada em flocos

250 g de queijo cheddar ralado grosso

900 g de linguiça suína em gomos

½ colher (chá) de pimenta do reino

Modo de Preparo:

Misture todos os ingredientes usando um mixer ou com as mãos até a mistura estar homogênea.

Molde a mistura em bolas de 2,5-3,5 cm(aproximadamente 4 dúzias), colocando-as em uma assadeira.

Asse a 190ºC por aproximadamente 30 minutos até que estejam cozidas por dentro.

Uma vez assadas, deixe-as esfriar um pouco a temperatura ambiente. Sirva imediatamente ou divida em porções individuais em sacos tipo Zip Lock.

Quiche De Queijo Emmental, Espinafre E Bacon

Tempo Total de Preparo: 45 minutos

Rendimento: 8 porções

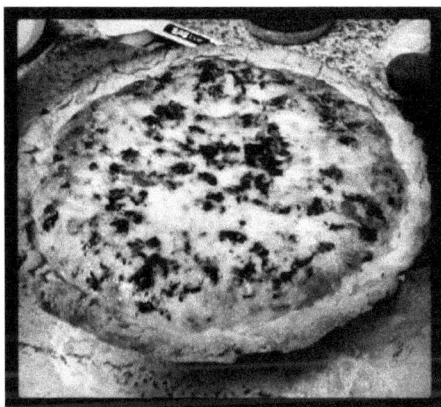

Informação nutricional (Quantidade Estimada por Porção)

494,8 Calorias

397 Calorias de Gorduras

44,2 g de Gordura Total

18,8 g de Gorduras Saturadas

5,6 g de Carboidrato Total

225,7 mg de Colesterol

627,1 mg de Sódio

1,5 g de Açúcares

1,4 g de Fibra

19 g de Proteína

Ingredientes

300 g de espinafre congelado, já a temperatura ambiente

450 g de bacon

180 g de Queijo Emmental ralado grosso

1 cebola grande picada

2 colheres (sopa) de manteiga

1 colher (chá) de azeite

½ xícara de creme de leite fresco

6 ovos médios

Sal e pimenta do reino

Modo de Preparo:

Pré aqueça o forno a 175ºC. Coloque o bacon em uma assadeira forrada com papel alumínio e leve ao forno até ficar crocante.

Pique ao cebola e rale o queijo enquanto o bacon assa.

No fogo médio, aqueça em uma frigideira 1 colher (chá) de óleo e 1 colher (sopa)de manteiga até a manteiga derreter. Adicione a cebola picada, mexa bem até que fique brilhante e uniformemente envolvida com manteiga.

Adicione o espinafre descongelado, mexa até ficar bem misturado. Aqueça essa mistura por cerca de 5 minutos e retire do fogo. Deixe esfriar um pouco para que você possa manuseá-la facilmente, de preferência à temperatura ambiente.

Retire o bacon do forno colocando-o em um prato forrado com uma toalha de papel para retirar o excesso de gordura.

Bata os ovos com o creme de leite, a pimenta e o sal em uma tigela de tamanho médio.

Adicione o queijo, a mistura de espinafre/cebola e o bacon. Mexa até misturar bem.

Unte um forma de quiche ou de pizza de vidro, despeje a mistura ajeite o recheio uniformemente usando um garfo.

Asse em forno de 175ºC até que uma faca saia limpa quando inserida no centro,cerca de 30 minutos.

Antes de cortar o quiche em fatias, deixe descansar por cerca de 5 minutos e sirva.

Muffins De Linguiça E Ovos

Tempo Total de Preparo: 50 minutos

Rendimento: 12 porções

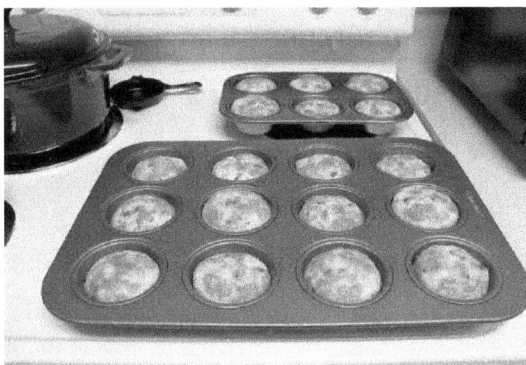

Informação nutricional (Quantidade Estimada por Porção)

146,2 Calorias

105 Calorias de Gorduras

11,7 g de Gordura Total

4,9 g de Gorduras Saturadas

0,8 g de Carboidrato Total

144,9 mg de Colesterol

278,1 mg de Sódio

0,2 g de Açúcares

0 g de Fibra

8,8 g de Proteína

Ingredientes

250 g de hambúrguer ou linguiça

8 ovos médios

1 xícara de queijo cheddar

Sal e pimenta do reino a gosto

Cogumelos, pimentões, espinafre e cebola (opcionais)

Modo de Preparo:

Refogue a carne até ficar sequinha e deixe esfriar. Bata todos os ovos em uma tigela média.

Adicione o queijo, a carne, a pimenta, o sal e os ingredientes opcionais, misture bem.

Despeje a mistura em uma forma de muffin untada (preencha 2/3 de cada poço aproximadamente).

Asse a 175ºC por cerca de 30 minutos ou até que esteja cozido. Verifique o cozimento inserindo um palito no meio, se sair limpo significa que os muffins estão prontos para serem servidos.

MuffinDe Abóbora

Tempo Total de Preparo: 5 Minutos

Rendimento: 1 Porção

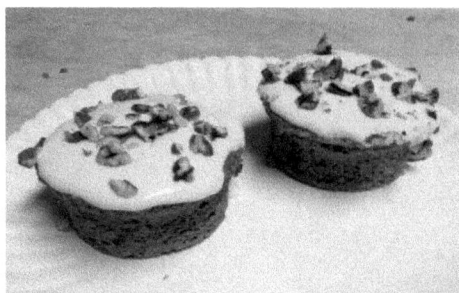

Informação nutricional (Quantidade Estimada por Porção)

414,8 Calorias

237 Calorias de Gorduras

26,4 g de Gordura Total

8,1 g de Gorduras Saturadas

35,9 g de Carboidrato Total

217,2 mg de Colesterol

352,9 mg de Sódio

22,1 g de Açúcares

8,6 g de Fibra

13,4 g de Proteína

Ingredientes:

Para o Muffin

4 colheres (sopa) de adoçante sucralose culinário

2 e ½ colheres (sopa) de purê de abóbora (pode ser enlatado)

½ colher (chá) de fermento em pó

¼ xícara de farinha de linhaça dourada

½ colher (chá) de canela

1 ovo médio

½ colher (chá) de tempero de torta de abóbora (ou a seguinte mistura de especiarias em pó: canela, gengibre, noz moscada e cravo – em partes iguais)

Para Cobertura

3 colheres de (sopa) de adoçante sucralose culinário

1 colher (chá) de leite de amêndoa ou creme de leite

30 g de *cream cheese*

Modo de Preparo:

Misture todos os ingredientes do muffin em uma caneca e, em seguida, leve a caneca ao micro-ondas na potência máxima porcerca de 1 a 2 minutos.

Misture todos os ingredientes da cobertura e coloque no micro-ondas por cerca de 15 segundos, até que o *cream cheese* fique bem macio e espalhe a mistura sobre o muffin.

Decore a gosto. Sirva e aproveite!

Panquecas De Dar Água Na Boca

Tempo Total de Preparo: 15 minutos.

Rendimento: 2 porções.

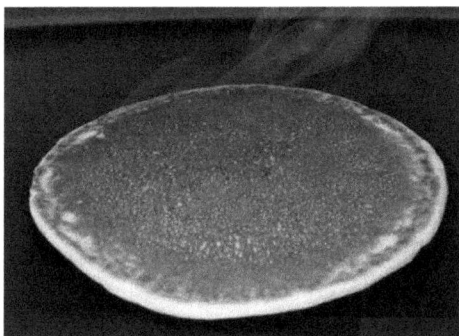

Informação nutricional (Quantidade Estimada por Porção)

167,9 Calorias

126 Calorias de Gorduras

14 g de Gordura Total

7,3 g de Gorduras Saturadas

3,2 g de Carboidrato Total

219,2 mg de Colesterol

81,3 mg de Sódio

1,4 g de Açúcares

0,3 g de Fibra

7 g de Proteína

Ingredientes:

2 ovos médios

1 xícara de torresmo esfarelado

½ colher (chá) de canela em pó

3 sachês de adoçante sucralose culinário

½ colher (chá) de essência de baunilha

¼ xícara de creme de leite batido

Modo de Preparo:

Passe o torresmo no processador de alimentos até ficar um farelo grosso e reserve.

Bata os ovos e, em seguida, acrescente a sucralose, o creme, a essência de baunilha e a canela.

Adicione o torresmo e deixe descansar por 5 minutos, aproximadamente.

Enquanto isso, em fogo médio, aqueça o óleo ou a manteiga em uma frigideira.

Despeje o suficiente dessa mistura para e espalhar e cobrir o fundo da frigideira, formando uma panqueca. Frite-a dos dois lados.

Sirva com xarope ou calda, de preferência com baixo teor de carboidratos.

Panquecas De Farinha De Aveia

Tempo Total de Preparo: 15 minutos

Rendimento: 1 porção.

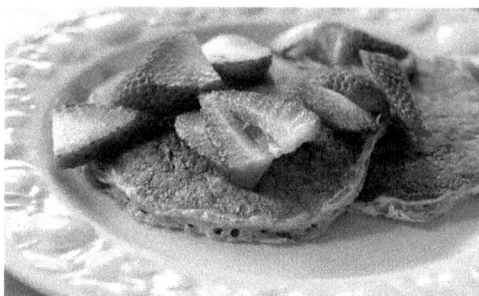

Informação nutricional (Quantidade Estimada por Porção)

265 Calorias

28 Calorias de Gorduras

3,2 g de Gordura Total

0,7 g de Gorduras Saturadas

32,1 g de Carboidrato Total

2,5 mg de Colesterol

341,7 mg de Sódio

2,7 g de Açúcares

4,6 g de Fibra

23,5 g de Proteína

Ingredientes:

¼ xícara de queijo cottage, ricota, queijo feta ou tofu

2 ovos inteiros ou 4 claras

¼ colher (chá) de canela em pó

1 colher (chá) de essência de baunilha

½ xícara de aveia em flocos (grossos)

¼ colher (chá) de noz moscada em pó

Ingredientes Opcionais:

1 colher (chá) de cacau ou chocolate em pó com alto teor de cacau

¾ xícara de mirtilos

½ banana

¼ xícara de gotas de chocolate

Modo de Preparo:

Bata todos os ingredientes no liquidificador, em alta velocidade, até a mistura ficar homogênea.

Usando spray de óleo vegetal, unte levemente uma frigideira e despeje a massa nela. Divida 4 porções menores ou 2 porções grandes da massa. Cozinhe até que as bordas pareçam secas e bolhas apareçam ao redor delas. Vire e cozinhe o outro lado também.

Sirva quente com xarope, geleia ou margarina e limão. Pode ser congelada para reaquecer em uma torradeira.

FrittataDe Aspargos

Tempo Total de Preparo: 25 minutos

Rendimento: 4 porções.

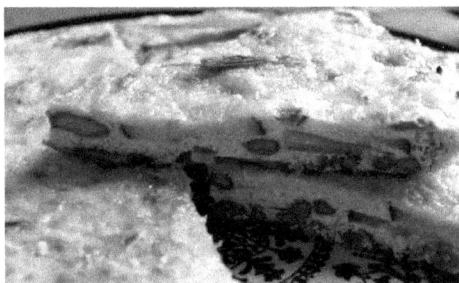

Informação nutricional (Quantidade Estimada por Porção)

208 Calorias

124 Calorias de Gorduras

13,8 g de Gordura Total

7 g de Gorduras Saturadas

6,2 g de Carboidrato Total

236,6 mg de Colesterol

528,3 mg de Sódio

2,4 g de Açúcares

2,4 g de Fibra

16 g de Proteína

Ingredientes:

4 ovos grandes batidosligeiramente

1 xícara de queijo Minas meia-cura ou Cheddar

¼ xícara de cebola picada

450-500 g de brotos de aspargo, retiradas as pontas e cortados em pedaços de 2,5 cm

½ colher (chá) de sal

Modo de Preparo:

Em fogo médio-alto, em uma assadeira ou frigideira que possa ir ao forno de 26 cm, aqueça o azeite e adicione a cebola e o sal. Cozinhe cerca de 3 a 4 minutos, até amolecer, mexendo de vez em quando.

Adicione o aspargo e baixe o fogo. Tampe e cozinhe por cerca de mais 5 minutos até ficar macio.

Despeje os ovos e cozinhe por cerca de 3 minutos, até estar ainda um pouco mole por cima, mas quase pronto.

Polvilhe o queijo sobre a *frittata* e coloque no forno para gratinar por cerca de 3 minutos, até que o queijo esteja dourado e derretido.Retire do forno e corte em fatias e sirva.

Ovos Mexidos Com Abacate

Tempo Total de Preparo:25 minutos

Rendimento: 4 porções

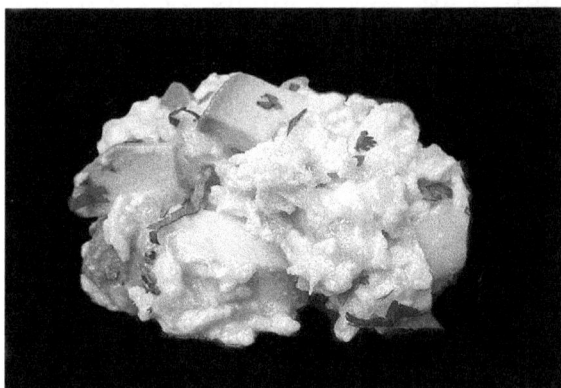

Informação nutricional (Quantidade Estimada por Porção)

86,3 Calorias

38 Calorias de Gorduras

4,3 g de Gordura Total

1,5 g de Gorduras Saturadas

1,2 g de Carboidrato Total

188,8 mg de Colesterol

310 mg de Sódio

0,6 g de Açúcares

0 g de Fibra

9,9 g de Proteína

Ingredientes:

4 gemas

¼ xícara de caldo de galinha ou de legumes

¼ colher (chá) de sal mais uma pitada para polvilhar

8 claras

1 abacate pequeno ou avocado picado

¼ colher (chá) de pimenta do reino

Modo de Preparo:

Em uma tigela de tamanho médio, junte as gemas, as claras, o caldo de galinha, pimenta do reino e sal e bata bem.

Cozinhe até que os ovos estejam prontos, mexendo constantemente em fogo médio-alto.

Polvilhe com cubos de abacate e apenas uma pitada de sal.

Sirva com uma torrada quente.

Burrito Saudável

Tempo Total de Preparo: 30 minutos
Rendimento: 6 porções.

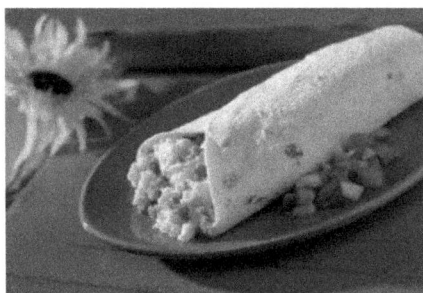

Informação nutricional (Quantidade Estimada por Porção)

92,3 Calorias

22 Calorias de Gorduras

2,5 g de Gordura Total

0,8 g de Gorduras Saturadas

10,6 g de Carboidrato Total

5,6 mg de Colesterol

282,1 mg de Sódio

0,6 g de Açúcares

0,9 g de Fibra

6,7 g de Proteína

Ingredientes:

6 colheres (sopa) de bacon em cubos pequenos e torrados

¾ xícara de queijo cheddar

1 e ½ xícara de batatas cortadas em cubos e fritas

½ cebola

6 claras

¼ colher (chá) de alho em pó ou flocos

6 tortilhas de farinha*Low-Carb*ou de milho pequenas

¼colher (chá) de pimenta

2 colheres (chá) de molho inglês (molhoWorcestershire)

¼ colher (chá) de sal

Modo de Preparo:

Misture as claras com uma pequena quantidade de óleo em spray Pam ou azeite e reserve.

Corte a cebola bem fina e refogue com uma pequena quantidade de Pam ou azeite até dourar.

Junte a batata em cubos. Tampe e cozinhe por cerca de 10 minutos, mexendo uma ou duas vezes nesse tempo.

Adicione o molho inglês, o alho em pó, a pimenta e o sal. Junte o bacon, o queijo e as claras.

Divida o recheio uniformemente entre as tortilhas. Enrole e coloque-as em uma panela vazia, com o lado da junção para baixo. Aqueça em fogo médio até dourar. Vire-as para dourarem por igual.

Omelete De PeruE Pimentão

Tempo Total de Preparo: 15 minutos

Rendimento: 1 porção

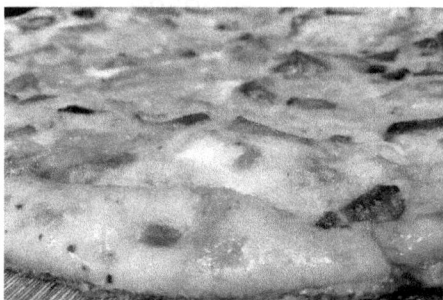

Informação nutricional (Quantidade Estimada por Porção)

713,2 Calorias

594 Calorias de Gorduras

66 g de Gordura Total

35,4 g de Gorduras Saturadas

4,3 g de Carboidrato Total

968,1 mg de Colesterol

764 mg de Sódio

3 g de Açúcares

1 g de Fibra

26,1 g de Proteína

Ingredientes:

¼ xícara de carne de peru moída

4 ovos

½ pimentão cortado a julienne (tiras finas)

4 colheres (sopa) de manteiga(divididas)

1 pitada de sal

Modo de Preparo:

Em uma tigela média, bata os ovos com salusando um batedor de arame.

Em uma panela, refogue o pimentão e o peruem 1 colher de manteiga até que a carne esteja soltinha e pronta.

Em fogo médio, derreta as 3 colheres de sopa de manteiga restantesna frigideira e adicione a mistura de ovos.

Quando a omelete começar a cozinhar, polvilhe a mistura de carne em cima dela.

Cozinhe até que a parte debaixo do omelete esteja levemente dourado, levante-a de um lado com a espátula e dobre a omelete sobre a sua outra metade.

Baixe o fogo e continue cozinhando cerca de 30 segundos mais.

Deslize a omelete para um prato com a espátula e sirva quente.

Capítulo 3: Almoço De Dar Água Na Boca

A Melhor Salada Americana*Low-Carb*(Coleslaw)

Tempo Total de Preparo: 5 minutos
Rendimento: 6 porções.

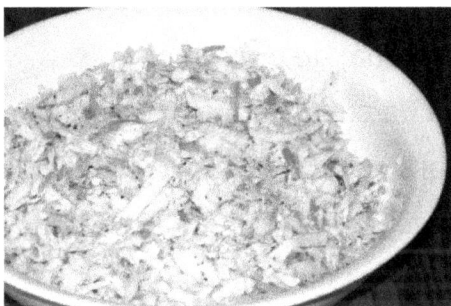

Informação nutricional (Quantidade Estimada por Porção)

180,1 Calorias

126 Calorias de Gorduras

14 g de Gordura Total

5,6 g de Gorduras Saturadas

13,7 g de Carboidrato Total

32,3 mg de Colesterol

355 mg de Sódio

6,7 g de Açúcares

2 g de Fibra

1,7 g de Proteína

Ingredientes:

500 g de mix de repolho ralado

½ colher (chá) de erva-doce

¼ xícara de cebola em rodelas finas

1/3 xícara de adoçante sucralose culinário

2 e ½ limões (suco)

½ xícara de maionese

1 e ½ colher (sopa) de vinagre

½ xícara de creme de leite fresco

1/8 colher (sopa) de pimenta do reino moída na hora

½ colher (chá) de sal.

Modo de Preparo:

Misture o repolho e a cebola juntos em uma tigela grande e reserve.

Misture a sucralose, o sal, a erva-doce, a pimenta do reino, o suco de limão, a maionese, o creme de leite e o vinagre em uma tigela, usando um batedor.

Despeje esta mistura sobre o mix de repolho, mexendo delicadamente para envolver bem.

Leve a mistura a geladeira por aproximadamente 1 hora.

Hambúrgueres Deliciosos De Salmão

Tempo Total de Preparo: 55 minutos

Rendimento: 4 porções.

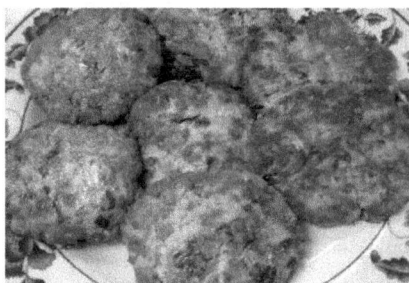

Informação nutricional (Quantidade Estimada por Porção)

435,7 Calorias

192 Calorias de Gorduras

21,4 g de Gordura Total

4,3 g de Gorduras Saturadas

8,6 g de Carboidrato Total

287,9 mg de Colesterol

387,9 mg de Sódio

2,6 g de Açúcares

0,5 g de Fibra

49,8 g de Proteína

Ingredientes:

400 -450 g de salmão

2 colheres (chá) de salsinha desidratada

¼ xícara de cebola bem picada

½ xícara de torresmo (triturado)

2 colheres (chá) de suco de limão

1 dente de alho bem picado

2 ovos grandes batidos

3 colheres (sopa) de maionese

Modo de Preparo:

Misture tudo e deixe descansar na geladeira por 30 minutos, para facilitar o manuseio.

Divida a mistura em 4 porções e faça um hambúrguercom cada porção.Asse até dourar ligeiramente de cada lado, para evitar queimaduras, você pode virá-lo apenas uma vez.

Sirva quente com um pouco de molho.

Nota: Para fazer o molho, você pode misturar uma parte do molho de queijo azul (Molho Ranch) com uma parte da mostarda Dijon, ou mostarda amarela, ou qualquer tipo de mostarda, de preferência bem saborosa.

Arroz De Couve-Flor

Tempo Total de Preparo: 5 minutos

Rendimento: 3 porções

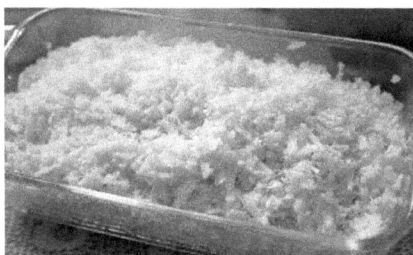

Informação nutricional (Quantidade Estimada por Porção)

24,5 Calorias

2 Calorias de Gorduras

0,3 g de Gordura Total

0,1 g de Gorduras Saturadas

4,9 g de Carboidrato Total

0 mg de Colesterol

29,4 mg de Sódio

1,9 g de Açúcares

2 g de Fibra

1,9 g de Proteína

Ingredientes:

½ couve-flor grande

½ colher (chá) de sal ou a gosto

Modo de Preparo:

Pique a couve-flor com as mãos ou passe-a no processador até obter uma consistência semifina.

Pode prepará-la no microondas, vapor ou refogada com um pouco de manteiga. Não cozinhe demais.

Chips Crocantes De Rabanete Assado

Tempo Total de Preparo: 20 minutos
Rendimento: 4 porções

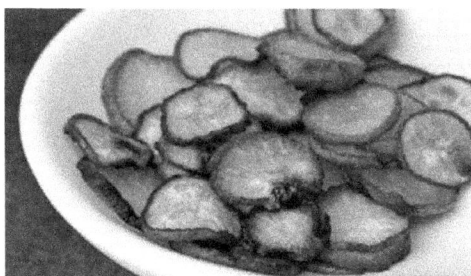

Informação nutricional (Quantidade Estimada por Porção)

3,6 Calorias

0 Calorias de Gorduras

0 g de Gordura Total

0 g de Gorduras Saturadas

0,8 g de Carboidrato Total

0 mg de Colesterol

8,8 mg de Sódio

0,4 g de Açúcares

0,4 g de Fibra

0,1 g de Proteína

Ingredientes:

10 a 15 rabanetes grandes

Óleo em spray para untar a forma ou um pouco de azeite

Sal e pimenta do reino a gosto

Modo de Preparo:

Pré-aqueça o forno em 190ºC por 10 minutos aproximadamente.

Fatie os rabanetes em chips finos e espalhe-os em uma assadeira levemente untada.

Pulverize levemente as fatias de rabanete com óleo em spray ou azeite e polvilhe pimenta e sal. Você também pode polvilhar outros temperos à sua escolha.

Asse porcerca de 10 minutos. Vire e asse por mais 5 a 10 minutos aproximadamente ou até ficar crocante. Fique atento para que os chips de rabanete não queimem. Se necessário, vire-os ocasionalmente.

Frango Com Brócolis À Alfredo

Tempo Total de Preparo: 20 minutos
Rendimento: 4 porções.

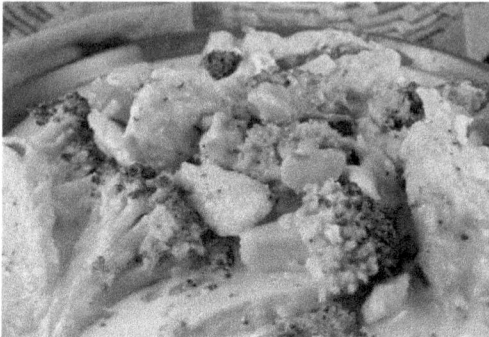

Informação nutricional (Quantidade Estimada por Porção)

788,4 Calorias

600 Calorias de Gorduras

66,7 g de Gordura Total

39,8 g de Gorduras Saturadas

11,2 g de Carboidrato Total

374,2 mg de Colesterol

573,1 mg de Sódio

2,3 g de Açúcares

2,5 g de Fibra

38,3 g de Proteína

Ingredientes:

1 xícara de queijo Pecorino Romano ou Provolone ou Parmesão ralado

4 peitos de frango grandes, sem pele e desossados, cortados em tiras grossas

½ cebola pequena

4 colheres (sopa) de manteiga

2 gemas

4 xícaras de brócolis cozido e picado

2 xícaras de creme de leite

Sal e pimenta do reino a gosto

Modo de Preparo:

Em fogo médio, derreta a manteiga em uma frigideira grande.

Refogue na manteiga as cebolas e os pedaços de frango até as cebolas serem douradas.

Junte o brócolis e refogue por mais 1 minuto.

Coloque o creme de leite e aqueça até a mistura começar a ferver.

Adicione a gema e o queijo. Misture bem e sirva quente!

Frango Satay Grelhado

Tempo Total de Preparo: 15 minutos

Rendimento: 6 porções

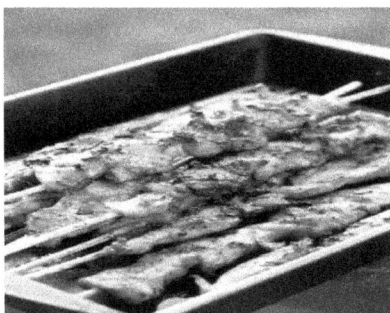

Informação nutricional (Quantidade Estimada por Porção)

161,3 Calorias

57 Calorias de Gorduras

6,4 g de Gordura Total

1,3 g de Gorduras Saturadas

6,6 g de Carboidrato Total

50,4 mg de Colesterol

837,9 mg de Sódio

1,5 g de Açúcares

1,4 g de Fibra

20,2 g de Proteína

Ingredientes:

2 peitos de frango, desossados e sem pele, cortados em cubos

½ xícara de suco de limão

2 a 3 colheres (sopa) de curry em pó ou em pasta

3 colheres de manteiga de amendoim macia

½ xícara de molho de soja com teor de sódio reduzido (Shoyu light)

2 dentes de alho picados

1 colher (chá) de molho de pimenta picante (Malagueta, Tabasco ou Habanero)

Modo de Preparo:

Misture o molho de soja, a manteiga de amendoim, o curry, o suco de limão, o molho de pimenta e o alho em uma tigela grande.

Coloque os pedaços de frango nessa mistura e deixe-os marinarem de um dia para outro na geladeira, ou por um período mínimo de 12 horas.

Quando estiver pronto para cozinhar o frango, pré-aqueça sua grelha ou churrasqueira elétrica em temperaturaalta.

Enfie os pedaços de frango em espetos e asse até ficar cozido de cada lado, cerca de 5 a 6 minutos.

Sirva quente.

Ovos Diabólicos

Tempo Total de Preparo: 5 minutos

Rendimento: 8 porções

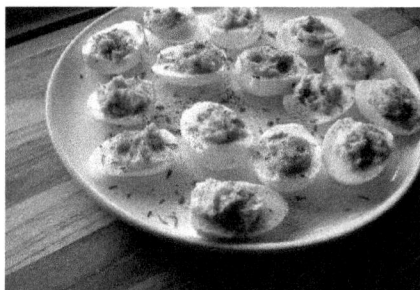

Informação nutricional (Quantidade Estimada por Porção)

138,5 Calorias

105 Calorias de Gorduras

11,7 g de Gordura Total

4,2 g de Gorduras Saturadas

1,7 g de Carboidrato Total

108,1 mg de Colesterol

248,3 mg de Sódio

0,3 g de Açúcares

0 g de Fibra

6,2 g de Proteína

Ingredientes:

3 pedaços de bacon assado e triturado ou picado

2 colheres (sopa) de maionese

4 ovos grandes cozidos

60 g de queijo ralado grosso

Páprica para decorar

Modo de Preparo:

Corte os ovos ao meio na longitudinal e retire as gemas, colocando as numa vasilha.

Misture a gema com os demais ingredientes, exceto a páprica.

Recheie os ovos com essa mistura e polvilhe a páprica.

A Melhor Salada Verde De Todos Os Tempos

Tempo Total de Preparo: 10 minutos.

Rendimento: 6 porções

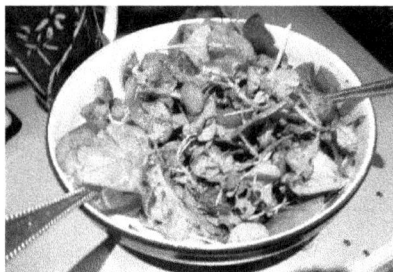

Informação nutricional (Quantidade Estimada por Porção)

524,6 Calorias

462 Calorias de Gorduras

51,4 g de Gordura Total

10,1 g de Gorduras Saturadas

9,3 g de Carboidrato Total

24,7 mg de Colesterol

126 mg de Sódio

6 g de Açúcares

1,1 g de Fibra

8,4 g de Proteína

Ingredientes:

8 fatias de bacon assado e crocante

½ colher (chá) de mostarda em pó

60 g de amêndoas laminadas torradas

12 xícaras de mix de verduras para salada (mais de um tipo de alface, agrião, rúcula, radicchio, etc.)

2/3 xícara de adoçante sucralose culinário

100-110 g de queijo Suíço ralado grosso (Gruyère, Gouda ou Emmental)

1/3 de xícara de vinagre

1 xícara de óleo vegetal

3 colheres (chá) de cebola picada

½ colher (chá) de alho em pó

Pimenta do reino a gosto

Modo de Preparo:

Junte o adoçante, a cebola, o óleo, a mostarda, o alho em pó, vinagre e pimenta do reino em uma tigela grande.

Bata até se tornar uma emulsão.

Misture bacon juntamente com as folhas, as amêndoas e o queijo.

Adicione metade do molho, mexa bem até as folhas estarem uniformemente revestida.

Se desejar, sinta-se à vontade para adicionar mais temperos.

Coxas De Frango Assadas Ao Alho

Tempo Total de Preparo: 55 minutos

Rendimento: 10 porções

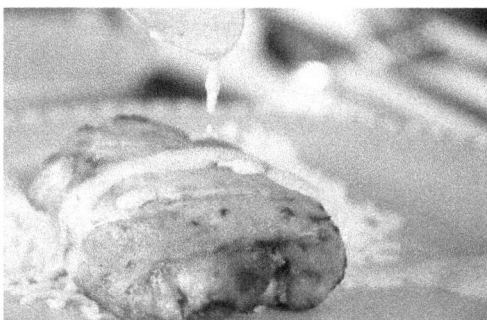

Informação nutricional (Quantidade Estimada por Porção)

287,2 Calorias

212 Calorias de Gorduras

23,6 g de Gordura Total

9,9 g de Gorduras Saturadas

1,5 g de Carboidrato Total

103,4 mg de Colesterol

313,1 mg de Sódio

0,1 g de Açúcares

0,2 g de Fibra

16,8 g de Proteína

Ingredientes:

3 colheres (sopa) de molho de soja com teor de sódio reduzido (Shoyu light)

10 coxas de frango

3 colheres (sopa) de alho picado

1 colher (sopa) de alecrim seco

½ xícara de manteiga

¼ colher (chá) de pimenta do reino

Modo de Preparo:

Unte ligeiramente uma assadeira e pré-aqueça o forno a 220ºC.

Misture o alecrim, a manteiga, a pimenta, o Shoyu e o alho em uma tigela que possa ir ao microondas. Leve essa mistura ao microondas, em potência alta por 2 minutos,até que a manteiga esteja derretida.

Arrume o frango na assadeira e cubra uniformemente as partes com um pouco da mistura de manteiga. Reserve uma parte da mistura para regar também.

Leve o frango ao forno e, após 30 minutos, retire do forno para virar os pedaços.

Regue com a mistura de manteiga reservada. Coloque o frango de volta no forno e asse até que os sucos da carne estejam claros, aproximadamente 15 a 20 minutos.

Refogado Tailandês De Repolho E Camarão

Tempo Total de Preparo: 15 minutos

Rendimento: 2 porções

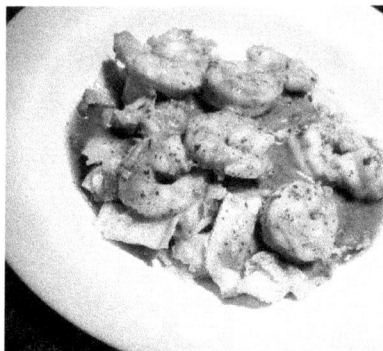

Informação nutricional (Quantidade Estimada por Porção)

174,7 Calorias

123 Calorias de Gorduras

13,7 g de Gordura Total

1,8 g de Gorduras Saturadas

11,3 g de Carboidrato Total

0 mg de Colesterol

1022,2 mg de Sódio

5 g de Açúcares

3 g de Fibra

3,6 g de Proteína

Ingredientes:

2 colheres (sopa) de molho de soja com teor de sódio reduzido (Shoyu light)

20 camarões de médios, crus e já limpos

1 cebola média picada

2 dentes de alho picados

6 colheres (chá) de azeite, óleo de coco ou óleo de amendoim

2 xícaras de mix de repolho ralado grosso (pacote) ou rasgado com as mãos

¼ colher (chá) de pimenta vermelha em flocos ou a gosto

2 colheres (sopa) de coentro fresco e picado ou seco

Sal e pimenta do reino a gosto

4 colheres (sopa) de água

Modo de Preparo:

Em fogo médio, aqueça 3 colheres de chá de azeiteem uma panela *wok* ou frigideira.

Adicione o repolho e refogue até ficar macio por aproximadamente 2 minutos.

Retire da frigideira e reserve aquecido. Polvilhe com pimenta e sal, a gosto.

Na mesma panela,coloque as 3 colheres restantes de óleo e adicione o alho e as cebolas,refogando-os até ficarem macios.

Adicione o camarão, molho de soja e água. Cozinhe até que o camarão esteja levemente rosado.

Polvilhe com flocos de pimenta vermelha e coentro, mexa bem.

Despeje a mistura de camarão sobre o repolho. É só servir e desfrutar.

Capítulo 4: Jantar Tentador

Frango Grelhado À Italiana

Tempo Total de Preparo: 30 minutos
Rendimento: 6 porções

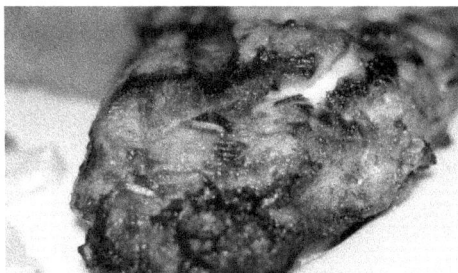

Informação nutricional (Quantidade Estimada por Porção)

403,1 Calorias

273 Calorias de Gorduras

30,3 g de Gordura Total

10,1 g de Gorduras Saturadas

0,6 g de Carboidrato Total

113,9 mg de Colesterol

159,1 mg de Sódio

0 g de Açúcares

0,1 g de Fibra

30,8 g de Proteína

Ingredientes:

3 ramos de alecrim fresco

6 peitos de frango

3 dentes de alho amassados

¼ xícara de azeite

¼ xícara de folhas de manjericão fresco e picado

Pimenta do reino, moída na hora a gosto

¼ xícara de manteiga derretida

1 colher (sopa) de queijo parmesão

Modo de Preparo:

Tempere os peitos de frango, esfregando a pimenta preta a gosto e reserve.

Usando um mixer, processador ou um liquidificador em baixa velocidade, misture o manjericão, a manteiga, o azeite, o queijo parmesão e o alho até ficar homogêneo.

Enquanto grelha o frango numa churrasqueira, regue delicadamente o frango com a mistura de manjericão/queijo e grelhe-o sobre brasas médias. Não se esqueça de regar com o molho de manjericão enquanto assa.

Para dar sabor à fumaça, você pode adicionar os ramos de alecrim aos carvões neste momento.

Regue o frango com o molhode 2 a 3 vezes.

Tudo depende da temperatura da sua churrasqueira, então você pode grelhar cerca de 10 minutos de cada lado.

Decore com manjericão, de preferência fresco e sirva com massa italiana ou arroz.

Pão De Espinafre

Tempo Total de Preparo: 25 minutos

Rendimento: 4 porções

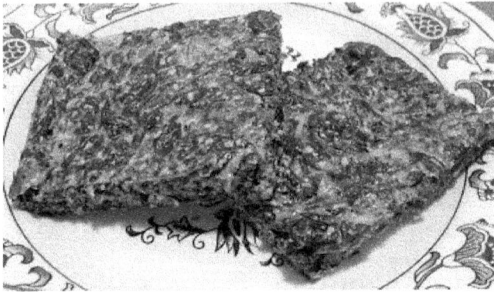

Informação nutricional (Quantidade Estimada por Porção)

92,3 Calorias

46 Calorias de Gorduras

5,2 g de Gordura Total

1,6 g de Gorduras Saturadas

3,4 g de Carboidrato Total

186 mg de Colesterol

123,6 mg de Sódio

0,7 g de Açúcares

2,1 g de Fibra

8,9 g de Proteína

Ingredientes:

4 ovos grandes batidos

¼ colher (chá) de alho amassado

1 pacote de espinafre congelado, já cortado, descongelado e drenado (300 g)

Sal e pimenta do reino (moída na hora) a gosto

Manteiga

Modo de Preparo:

Pré-aqueça o forno a 205ºC.

Unte levemente uma assadeira de vidro de aproximadamente 20 x 20 cm. Misture o espinafre, o alho e os ovos em uma tigela grande e tempere com pimenta e sal.

Despeje a mistura na assadeira já preparada e asse até a mistura ficar firme, aproximadamente 15 minutos.

Deixe esfriar à temperatura ambiente e depois corte em 4 partes iguais.

Retire os pedaços cortados da assadeira usando uma espátula.

Deve ser congelado ou refrigerado até ser consumido.

Frango Com Crosta De Parmesão

Tempo Total de Preparo: 25 minutos

Rendimento: 4 porções

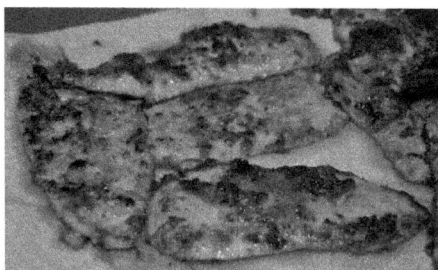

Informação nutricional (Quantidade Estimada por Porção)

285,6 Calorias

133 Calorias de Gorduras

14,8 g de Gordura Total

3,2 g de Gorduras Saturadas

9 g de Carboidrato Total

88,7 mg de Colesterol

485,3 mg de Sódio

2,1 g de Açúcares

0,1 g de Fibra

28,1 g de Proteína

Ingredientes:

½ xícara de maionese (de preferência Hellmann's)

4 colheres (chá) de farelo de pão italiano (ou farinha de rosca)

¼ xícara de queijo Parmesão ralado

4 peitos de frango, desossados e sem pele

Modo de Preparo:

Misture o queijo com a maionese em uma tigela.

Seque os peitos de frango com uma toalha de papel e, em seguida, espalhe a mistura sobre eles. Polvilhe com as migalhas de pão.

Leve para assar a 215ºC por cerca de 20 a 22 minutos.

Frango Assado Com Ervas

Tempo Total de Preparo: 45 minutos
Rendimento: 4 porções

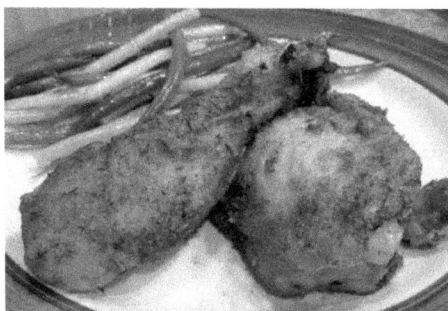

Informação   nutricional   (Quantidade
Estimada por Porção)

315,7 Calorias

86 Calorias de Gorduras

9,6 g de Gordura Total

1,8 g de Gorduras Saturadas

3,6 g de Carboidrato Total

151 mg de Colesterol

856 mg de Sódio

0,1 g de Açúcares

0,7 g de Fibra

50,8 g de Proteína

Ingredientes:

4 peitos de frango sem pele (ou 8 coxas)

2 colheres (sopa) de farinha de trigo integral

1 colher (chá) de tomilho

¾ colher (chá) de endro

½ colher (chá) de alecrim amassado

1 colher (sopa) de azeite

1 colher (chá) de orégano

½ colher (chá) de pimenta do reino

½ colher (chá) de páprica

1 colher (chá) de cebola em pó (ou flocos desidratados)

1 colher (chá) de sal

Modo de Preparo:

Unte bem uma assadeira e pré-aqueça o forno a 215ºC.

Misture a farinha com todos os temperos em um vasilha pequena.

Pincele os pedaços de frango com azeite até untá-los bem. Então, polvilhe-os com a mistura de especiarias/farinha em ambos os lados.

Usando as pontas dos dedos, pressione levemente para a mistura de farinha aderir nos pedaços de frango.

Asse porcerca de 30 minutos,virando-os uma ou duas vezes durante o cozimento.

Salmão Grelhado Asiático

Tempo Total de Preparo: 20 minutos

Rendimento: 4 porções.

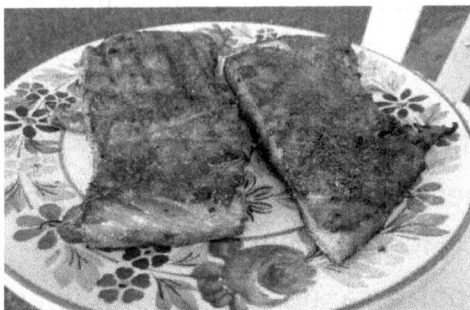

Informação nutricional (Quantidade Estimada por Porção)

360,6 Calorias

194 Calorias de Gorduras

21,6 g de Gordura Total

3,2 g de Gorduras Saturadas

4 g de Carboidrato Total

77,4 mg de Colesterol

704,8 mg de Sódio

2,6 g de Açúcares

0,2 g de Fibra

35,7 g de Proteína

Ingredientes:

700 g de filés de salmão, cortado em 4 peças

½ colher (chá) de óleo de gergelim

2 colheres (sopa) de vinagre balsâmico

1 ou 2 colheres (sopa) de alho amassado

2 colheres (sopa) de molho de soja (Shoyu)

¾ colher (chá) gengibre (fresco) ralado

2 colheres (sopa) de cebolinha picada (ou cebolinho)

½colher (chá) de pimenta vermelha (ou calabresa) em flocos

1 colher (chá) de açúcar mascavo

¼ xícara de óleo vegetal

1/8colher (chá) de sal

Modo de Preparo:

Coloque os filés de salmão em um saco plástico grande do tipo zip.

Bata os ingredientes restantes em uma tigela e despeje a mistura sobre o salmão.

Sele o saco e deixe-o no refrigerador por cerca de 8 horas.

Pré-aqueça sua churrasqueira elétrica ou grill. Retire o peixe da marinada e, em seguida, coloque-o em uma grelha bem untada, a 10-15 cm de distância da fonte de calor.

Grelhe até que o salmão se abra facilmente quando você testá-lo com um garfo, cerca de 8 a 10 minutos, virando uma vez durante o cozimento.

Salmão Cremoso No Endro

Tempo Total de Preparo: 20 minutos

Rendimento: 4 porções

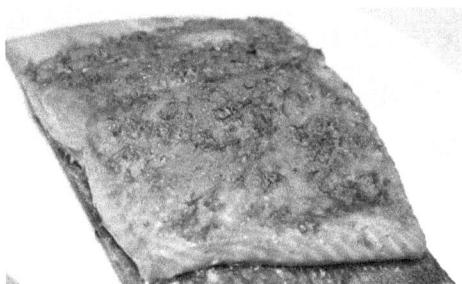

Informação nutricional (Quantidade Estimada por Porção)

92,2 Calorias

24 Calorias de Gorduras

2,7 g de Gordura Total

0,4 g de Gorduras Saturadas

0 g de Carboidrato Total

41,3 mg de Colesterol

53,3 mg de Sódio

0 g de Açúcares

0 g de Fibra

15,8 g de Proteína

Ingredientes:

1 filé de salmão

Maionese light

Suco de limão

Endro fresco

Sal e pimenta do reino a gosto

Modo de Preparo:

Coloque o filé de salmão em um grande pedaço de papel alumínio, certificando-se de que o lado brilhante da folha esteja voltado para o peixe.

Banhe o salmão com suco de limão.

Cubra o salmão com maionese (o suficiente para cobrir o filé).

Tempere com pimenta, sal e endro (o suficiente para cobrir o salmão).

Faça uma "tenda" ao redor do salmão com o papel alumínio.

Grelhe na churrasqueira em fogo médio até que o salmão esteja completamente cozido.

Peixe Assado Ao Forno

Tempo Total de Preparo: 25 minutos

Rendimento: 4 porções

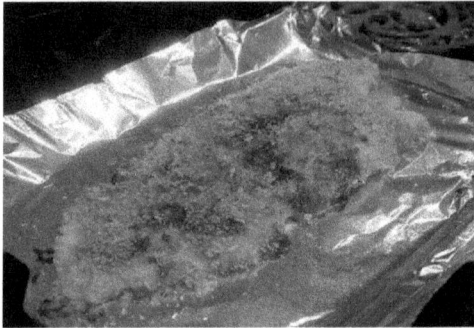

Informação nutricional (Quantidade Estimada por Porção)

162,7 Calorias

19 Calorias de Gorduras

2,2 g de Gordura Total

0,7 g de Gorduras Saturadas

12,3 g de Carboidrato Total

109 mg de Colesterol

313,2 mg de Sódio

0,6 g de Açúcares

0,5 g de Fibra

22 g de Proteína

Ingredientes:

500 g de filé de merluza ou pescada ou outro peixe de sua preferência

1/3 xícara de farinha de trigo

1 ovo médio

2/3 xícara de flocos de milho amassados

1 colher (sopa) de queijo Parmesão ralado

1/8 colher (chá) pimenta caiena

2 colheres (sopa) de água

¼ colher (chá) de pimenta

Modo de Preparo:

Pré-aqueça seu forno a 220ºC.

Em uma tigela rasa, misture a farinha com a pimenta.

Misture os flocos de milho, a pimenta caiena e o queijo em uma tigela separada.

Bata ligeiramente o ovo com água em uma tigela separada também.

Primeiro, empane o peixe na mistura de farinha e, em seguida, passe na mistura de ovos. Depoisempane nosflocos de milho para revesti-lo.

Usando spray de cozinha, unte levemente a assadeira e coloque os filés de peixe.

Asse a 220°C até que o peixe se quebre facilmente ao testá-lo com um garfo, de 12 a 15 minutos.

Salmão Ou Truta Glaceada No Mel

Tempo Total de Preparo: 25 minutos

Rendimento: 4 porções

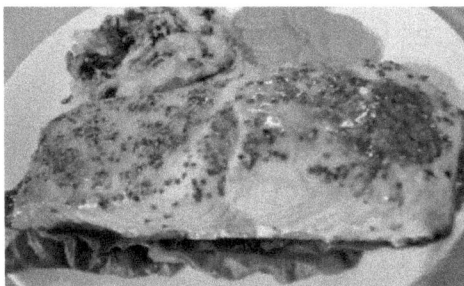

Informação nutricional (Quantidade Estimada por Porção)

398,9 Calorias

92 Calorias de Gorduras

10,2 g de Gordura Total

1,9 g de Gorduras Saturadas

27,1 g de Carboidrato Total

104,3 mg de Colesterol

664,6 mg de Sódio

24 g de Açúcares

0,3 g de Fibra

47,5 g de Proteína

Ingredientes:

900 g a 1 k de salmão, truta ou tilápia

5 colheres (chá) de mostarda em grãos

½ xícara de xarope de bordo ou mel

5 colheres (chá) molho de soja (Shoyu)

Modo de Preparo:

Misture tudo (exceto o salmão) em uma tigela pequena.

Arrume o salmão em uma assadeira forrada com papel alumínio.

Com uma colher, despeje a mistura sobre o peixe.

Asse por cerca de15 a 20 minutos a 220ºC não muito próximo do fogo.

Frango Ao Alho E Limão

Tempo Total de Preparo: 40 minutos

Rendimento: 6 porções

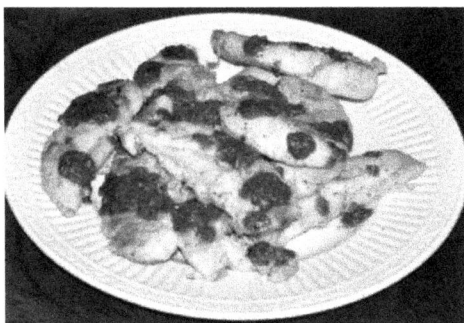

Informação nutricional (Quantidade Estimada por Porção)

203,1 Calorias

88 Calorias de Gorduras

9,8 g de Gordura Total

1,6 g de Gorduras Saturadas

3,7 g de Carboidrato Total

72,6 mg de Colesterol

427,3 mg de Sódio

0,8 g de Açúcares

0,9 g de Fibra

24,7 g de Proteína

Ingredientes:

700 g de filezinhos de frango (sassami de frango)

3 colheres (sopa) de azeite extra virgem

1 colher (sopa) de alho amassado

2/3 xícara de salsinha picada ou 1 colher (sopa) de salsinha em flocos, seca

1 colher (sopa) de cebola picada (aproximadamente ½ cebola pequena)

½ colher (chá) de alho em pó

1 colher (sopa) vinagre branco

2colheres (sopa) de suco de limão fresco

¼ colher (chá) + ¼ colher (chá) de pimenta do reino

1 limão médio

¼ colher (chá) + ¼ colher (chá) de sal

Modo de Preparo:

Pré-aqueça sua grelha.

Raspe a casca do limão e depois esprema-o. Em uma tigela grande, junte essas raspas e 3 colheres de sopa do suco de limão, o açúcar e uma porção dos seguintes ingredientes: pimenta, sal, óleo e alho. Coloque os filezinhos de frango nessa mistura/ marinada e deixe descansar por cerca de 30 minutos.

Enquanto isso, com um mixer, bata a cebola juntamente coma salsa,o vinagre e outra porção do alho, do azeite, da pimenta, do suco de limão e do sal. Processe na maior velocidadeaté não restarem pedaços e prepare o molho. Reserve.

Retire o frango da marinada, organizando-os na grelha, já quente. Grelhe por cerca de 4 minutos, vire e deixe por maiscerca de 3 a 5 minutos, até que esteja completamente cozido no meio. Coloque-os em uma travessa e coloque o molho sobre ele. Decore com fatias de limão frescas, se desejar e sirva.

Frango Ao Alecrim

Tempo Total de Preparo: 1 hora e 10 minutos

Rendimento: 4 porções.

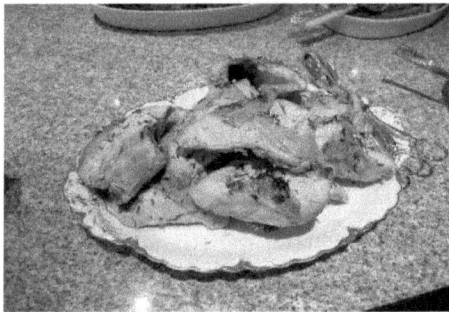

Informação nutricional (Quantidade Estimada por Porção)

482,9 Calorias

404 Calorias de Gorduras

44,9 g de Gordura Total

23,6 g de Gorduras Saturadas

3,6 g de Carboidrato Total

150,3 mg de Colesterol

312,1 mg de Sódio

0,7 g de Açúcares

1 g de Fibra

17,6 g de Proteína

Ingredientes:

450-500 g de frango em pedaços com osso e pele

4 colheres (sopa) de suco de limão

2 colheres (sopa) de molho de alho

1 colher (chá) de molho Tabasco

2 colheres (sopa) de alecrim seco

½ xícara de manteiga

1 colher (chá) de molho inglês (Worcestershire)

Modo de Preparo:

Pré-aqueça o forno a 190ºC.

Misture tudo em uma caçarola e aqueça em fogo médio-baixo até que a manteiga esteja completamente derretida, mexa e reserve.

Coloque o frango na assadeira, com a pele para baixo.

Transfira o molho para a assadeira e asse por cerca de 30 minutos.

Vire o frango, regue e asse por cerca de 30 minutos a mais ouaté que o frango esteja quase cozido e a parte de cima esteja crocante.

Sirva junto com legumes, de preferência cozidos no vapor.

Almondegas De Frango E Queijo Parmesão

Tempo Total de preparo: 35 minutos

Rendimento: 24 unidades

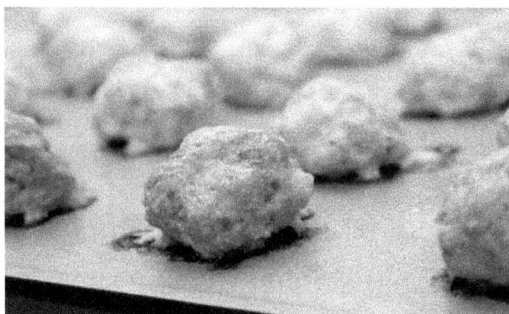

Informação   nutricional   (Quantidade Estimada por Unidade)

41,5 Calorias

19 Calorias de Gorduras

2,2 g de Gordura Total

0,8 g de Gorduras Saturadas

1 g de Carboidrato Total

18,3 mg de Colesterol

67,5 mg de Sódio

0,1 g de Açúcares

0,1 g de Fibra

4,4 g de Proteína

Ingredientes:

2 colheres (sopa)migalhas de pão

450-500 g de carne de frango moída

2 claras

1/8 a 1/4 colher (chá) de alho em pó

1colher (sopa) de queijo Parmesão ralado

3 colheres (sopa) de molho para pizza

½ a ¾ de queijo mussarela ralado grosso

¼ colher (chá) de cada tempero italiano (cebola em pó, sal e pimenta do reino).

Molho de pizza para servir

Modo de Preparo:

Pré-aqueça o forno a 175ºC. Unte uma assadeira grande com o spray de cozinha ou pincele com óleo.

Misture as claras com a carne de frango moída, o queijo parmesão, o pão ralado, 3 colheres de sopa molho de pizza, amussarela e temperos em uma tigela grande.

Faça 24 pequenas almôndegas dessa mistura (quase do tamanho de uma bola de pingue-pongue) e coloque-as em uma assadeira.

Asse por cerca de 30 minutos ou pouco menos. Sirva com molho de pizza.

Asinhas De Frango Ao Molho Buffalo Assadas (Buffalo Wings)

Tempo Total de Preparo: 45 minutos

Rendimento: 4 porções

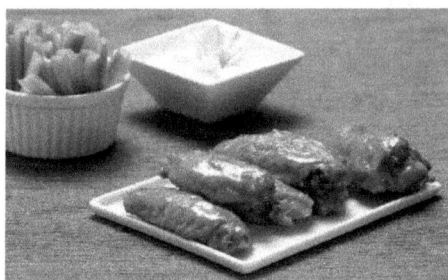

Informação nutricional (Quantidade Estimada por Porção)

1077,9 Calorias

829 Calorias de Gorduras

92,2 g de Gordura Total

41,1 g de Gorduras Saturadas

16,4 g de Carboidrato Total

310,7 mg de Colesterol

956 mg de Sódio

13 g de Açúcares

0,5 g de Fibra

45,7 g de Proteína

Ingredientes:

20 asinhas de frango retiradas as extremidades

1 xícara de manteiga, sem sal

6 colheres (sopa) de molho de pimenta picante

6 colheres (sopa) de molho *barbecue*

2 colheres (sopa) de açúcar mascavo

2 colheres (sopa) de azeite

¾ colher (chá) de molho inglês (*Worcestershire*)

¾ colher (chá) de *chili* em pó

½ colher (chá) de pimenta caiena

¾ colher (chá) de alho em pó

1/8 colher (chá) de cominho

Modo de Preparo:

Em uma panela grande, ferva as asinhas porcerca de 15 minutos.

Pré-aqueça seu forno a 205ºC.

Unte uma assadeira com azeite e asse as asinhas por cerca de 20 minutos.

Em uma panela, misture a manteiga, o molho de pimenta picante, o alho em pó, o açúcar mascavo, a pimenta em pó, o molho inglês, o molho de churrasco, o cominho e a pimenta de Caiena.

Leve a mistura para ferver e depois baixe o fogo, deixando ferver por cerca de 3 minutos.

Usando pinças, mergulhe as asas no molho e sirva.

Curry De Frango

Tempo Total de Preparo: 1 hora e 15 minutos.

Rendimento: 4 porções.

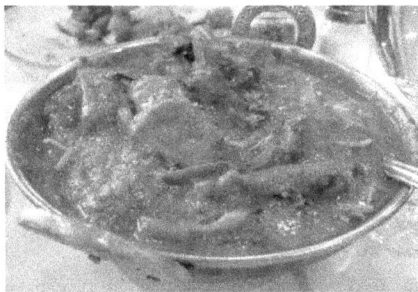

Informação nutricional (Quantidade Estimada por Porção)

407,1 Calorias

209 Calorias de Gorduras

23,3 g de Gordura Total

6,3 g de Gorduras Saturadas

4 g de Carboidrato Total

134 mg de Colesterol

291,7 mg de Sódio

2,8 g de Açúcares

0,6 g de Fibra

43 g de Proteína

Ingredientes:

700 g de frango em pedaços sem pele

½ xícara de iogurte natural desnatado

¼ colher (chá) de gengibre ralado

2 dentes de alho picado

¼ de colher (chá) de coentro triturado

1 folha de louro

12 xícara de tomate picado

2 colheres (chá) de óleo vegetal

1 colher (chá) de curry em pó

1 pitada de pimenta malagueta seca e moída

¼ colher (chá) de sal

Modo de Preparo:

Misture o iogurte e os temperos em uma tigela pequena. Adicioneos pedaços de frango, envolvendo-os uniformemente na mistura. Deixe marinar por cerca de 30 minutos.

Em fogo médio, aqueça o óleo em uma frigideira de 30 cm. Adicione a cebola e refogue até dourar levemente.

Junte a folha de louro e os tomates e deixe ferver por mais 5 minutos. Junte o frango e marinada, mexendo bem até misturar tudo.

Aumente o fogo e deixe ferver.

Quando ferver, baixe o fogo, cubra e deixe cozinhando assim por mais 30 minutos. Vá mexendo uma ou duas vezes até que o frango esteja macio. Não se esqueça de descartar a folha de louro antes de servir.

Capítulo 5: Receitas Extras

Bolachas De Linhaça, Parmesão E Alho

Tempo Total de Preparo: 25 minutos

Rendimento: 2 porções

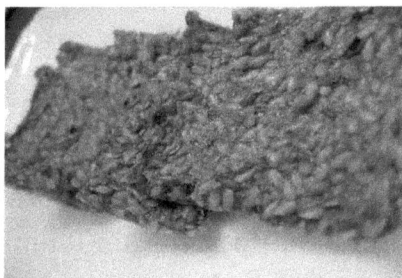

Informação nutricional (Quantidade Estimada por Porção)

378,5 Calorias

255 Calorias de Gorduras

28,4 g de Gordura Total

4,9 g de Gorduras Saturadas

18,5 g de Carboidrato Total

14,7 mg de Colesterol

855,9 mg de Sódio

1,1 g de Açúcares

15,5 g de Fibra

17 g de Proteína

Ingredientes:

1/3 xícara de queijo Parmesão ralado

1 e ½ colher (chá) de alho em pó

1 xícara de semente de linhaça

½ xícara de água

½ colher (chá) de sal

Modo de Preparo:

Misture tudo em uma tigela grande e pré-aqueça o forno a 205ºC.

Forre uma assadeira com papel vegetal ou um tapete de silicone culinário e coloque a massa por cima.

Cubra a mistura com outra folha de papel manteiga ou pergaminho. Usando um rolo de massa, uma garrafa de vinho ou régua, uniformize a mistura para aproximadamente 3 mm de espessura. Não deixe as bordas ficarem muito finas.

Asse por cerca de 15 a 20 minutos até que a parte do meio não esteja mais macia. (Remova-a imediatamente do forno, se estiver ficando mais marrom nas bordas). Deixe as bolachas esfriarem completamente até ficarem crocantes.

Quebre em pequenos pedaços.

Enroladinhos De Salada De Atum

Tempo Total de Preparo: 10 minutos

Rendimento: 12 Porções.

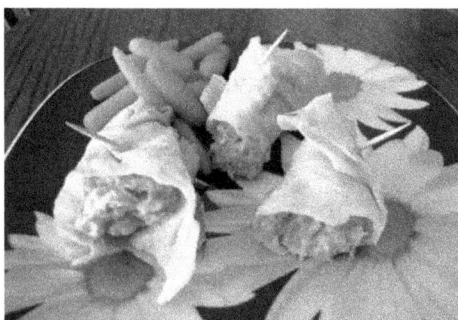

Informação nutricional (Quantidade Estimada por Porção)

21,2 Calorias

1 Calorias de Gorduras

0,2 g de Gordura Total

0 g de Gorduras Saturadas

1 g de Carboidrato Total

4,3 mg de Colesterol

12 mg de Sódio

0,6 g de Açúcares

0,3 g de Fibra

3,8 g de Proteína

Ingredientes:

½ xícara de cenoura em tiras ou ralada grossa

1 lata de atum sólido ao natural, drenada

12 folhas de alface americana

2 colheres (sopa) de maionese light ou mostarda

½ xícara de tomate picado

12 palitos de dente

Modo de Preparo:

Junte o atum, os tomates, a maionese e a cenoura em uma tigela pequena, misture bem.

Coloque um pouco da mistura de atum no centro de uma folha de alface.

Enrole e insira um palito no meio.

Sirva e desfrute.

Queijo Cottage Com Mirtilos E Banana

Tempo Total de Preparo: 5 minutos

Rendimento: 1 Porção

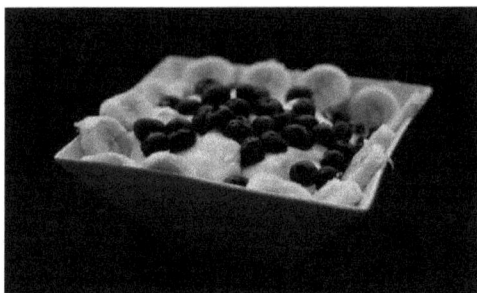

Informação nutricional (Quantidade Estimada por Porção)

269,6 Calorias

40 Calorias de Gorduras

4,5 g de Gordura Total

2,8 g de Gorduras Saturadas

25,5 g de Carboidrato Total

18,1 mg de Colesterol

918,4 mg de Sódio

13 g de Açúcares

1,5 g de Fibra

31,6 g de Proteína

Ingredientes:

2 a 3 colheres (sopa) de mirtilos (*blueberries*) ou morangos frescos e fatiados

1 xícara de queijo cottage light

1/3 banana madura picada

1 a 2 colheres (chá) de mel (opcional)

Modo de Preparo:

Misture o cottage com o mel em uma vasilha média. Decore com as frutas por cima.

Chips De Couve

Tempo Total de Preparo: 45 minutos
Rendimento: 8 porções

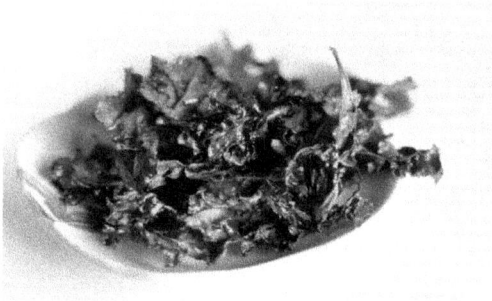

Informação nutricional (Quantidade Estimada por Porção)

70,3 Calorias

48 Calorias de Gorduras

5,4 g de Gordura Total

0,7 g de Gorduras Saturadas

5 g de Carboidrato Total

0 mg de Colesterol

312,5 mg de Sódio

0 g de Açúcares

1,7 g de Fibra

1,7 g de Proteína

Ingredientes:

2 maços de couve. (Retire o caules, lave as folhas e corte-as em tiras de 5 a 8 cm)

1 colher (sopa) de vinagre de maçã

3 colheres (sopa) de azeite

1 ou 2 colheres (chá) de sal ou a gosto

Modo de Preparo:

Misture o azeite, o vinagre e o sal em uma tigela grande e acrescente a couve, Usando as mãos, misture bem os ingredientes até cobrir as tiras de couve uniformemente.

Arrume a couve sobre papel manteiga em uma assadeira e leve ao forno por cerca de 20 minutos, até ficar crocante a 175ºC.

Se não ficar crocante aumente a temperatura do forno para 205ºC e continue a assar até ficar crocante.

Petiscos

Tempo Total de Preparo: 2 horas e 10 minutos

Rendimento: 2 xícaras

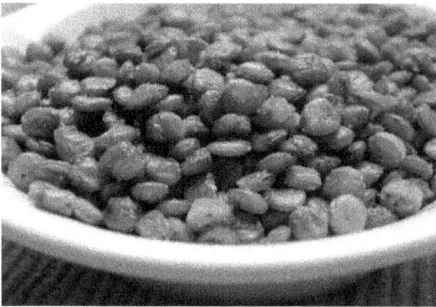

Informação nutricional (Quantidade Estimada por Porção)

240,8 Calorias

129 Calorias de Gorduras

14,4 g de Gordura Total

1,1 g de Gorduras Saturadas

20,4 g de Carboidrato Total

0 mg de Colesterol

598 mg de Sódio

1,8 g de Açúcares

8 g de Fibra

9 g de Proteína

Ingredientes:

1 xícara de lentilhas, <u>mas não deve ser a vermelha</u>

¼ colher (chá) de curry em pó

½ colher (chá) de sal grosso

2 colheres (sopa) de óleo de canola

1/8 colher (chá) de pimenta Caiena

¼ colher (chá) de cebola em pó

950 ml de água

Modo de Preparo:

Em fogo médio, em uma panela de pressão 2 a 3 litros, ferva a água, depois acrescente as lentilhas e retire a panela do fogo. Tampe e deixe repousar aproximadamente 15 minutos.

Escorra e espalhe as lentilhas em papel toalha até secar.

Pré-aqueça seu forno a 215 C.

Forre uma assadeira com papel alumínio e unte comóleo vegetal.

Jogue as lentilhas no óleo de canola e coloque-as na assadeira em uma única camada.

Asse no forno até ficar crocante, cerca de 10 a 15 minutos, mexendo sempre.

Fique de olho para não deixar queimar.

Misture os temperos com o sal e polvilhe-ossobre as lentilhas. Mexa bem.

Deixe esfriar em temperatura ambiente e, em seguida, guarde em um recipiente hermético.

Conclusão

Obrigada novamente por baixar este livro!

Eu espero que este livro ajude você a entender mais sobre a Dieta *Low-Carb*.

Seu próximo passo é entender as informações relevantes contidas neste livro e tornar-se um conhecedor da Dieta *Low-Carb*.